汉竹编著·健康爱家系列

足手耳反射区按摩大图册

刘乃刚 / 主编

江苏凤凰科学技术出版社 · 南京

图书在版编目（CIP）数据

足手耳反射区按摩大图册 / 刘乃刚主编 . — 南京：江苏凤凰
科学技术出版社，2024.5
ISBN 978-7-5713-3665-3

Ⅰ . ①足… Ⅱ . ①刘… Ⅲ . ①足－按摩疗法（中医）－图解
②手－按摩疗法(中医)－图解③耳－按摩疗法(中医)－图解 Ⅳ .
① R244.1-64

中国国家版本馆 CIP 数据核字 (2023) 第 138226 号

中国健康生活图书实力品牌

足手耳反射区按摩大图册

主　　　编	刘乃刚
全书设计	汉　竹
责任编辑	刘玉锋　黄翠香
特邀编辑	张　瑜　郭　搏　肖华清
责任校对	仲　敏
责任监制	刘文洋

出版发行	江苏凤凰科学技术出版社
出版社地址	南京市湖南路 1 号 A 楼，邮编：210009
出版社网址	http://www.pspress.cn
印　　　刷	江苏凤凰新华印务集团有限公司

开　　　本	889 mm×1 194 mm　1/16
印　　　张	10
字　　　数	200 000
版　　　次	2024 年 5 月第 1 版
印　　　次	2024 年 5 月第 1 次印刷

标准书号	ISBN 978-7-5713-3665-3
定　　　价	45.00 元

图书如有印装质量问题，可向我社印务部调换。

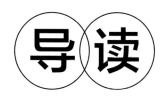

导读

足部、手部、耳部的各反射区分别对应哪些内脏器官？

肾反射区、心反射区、膀胱反射区该如何定位？

感冒、咳嗽、头痛、耳鸣、便秘该按摩哪些反射区？

……

针对以上问题，本书会一一做出解答，并且手把手教你快速找到身体的反射区，并能对其进行保健按摩。针对足、手、耳各部位相关的反射区进行适当的按摩，不仅能起到促进血液循环、加强器官功能的作用，还可缓解身体的多种不适。

本书不仅全面收录了足、手、耳各部的相关反射区，还增加了相关反射点和重点穴位的介绍。除此之外，本书还总结了多种常见疾病的对症按摩手法和调养建议，以供读者参考。全书采用真人图解，大开本、大字号，方便读者更直观地找准反射区。

本书中的所有按摩手法以及调理方法仅供读者参考，请读者咨询医生后再决定是否采用，且所有按摩手法仅能起到辅助和保健作用，不能代替药物和正规治疗手段。

主　编　刘乃刚

副主编　魏建梅　杨国超　朱文婷

编　委　陈　剑　韩　虎　黄煜升　李　峰　马本绪　饶　飞　游安江　张思德

目录

➤ 第一章　足、手、耳是人体"天然药库"

足、手、耳中的健康密码 2
足是人体的"第二心脏" 2
手是人体的"外在大脑" 3
耳是"宗脉所聚之处" 3
足、手、耳的异常变化反映身体健康问题 4
心脑血管健康自查 4
呼吸系统健康自查 6
肝胆健康自查 8
消化系统健康自查 10
泌尿生殖系统健康自查 12
神经系统健康自查 13
足、手、耳反射区的按摩手法 14
常用的按摩手法 14
随手可得的按摩工具 15
足、手、耳反射区按摩前须知 16
足、手、耳反射区按摩前的准备 16
足、手、耳反射区的按摩禁忌 17
按摩后的正常反应 17

➤ 第二章　足部反射区按摩，为健康做足准备

足底反射区及常用穴位 20
足背反射区及常用穴位 30
足内侧反射区及常用穴位 38
足外侧反射区及常用穴位 42

第三章　手部反射区按摩，改善脏腑功能

手掌反射区 48
手背反射区 60
手掌反射点及常用穴位 68
手背反射点及常用穴位 74
手部尺侧全息穴位 80
手部桡侧全息穴位 82

第四章　耳部反射区按摩，畅通全身气血

耳正面反射区 86
耳背面反射区 108

第五章　常见病的对症按摩法

感冒 114
咳嗽 116
头痛 118
耳鸣 120
失眠 122
腹泻 124
便秘 126
肩周炎 128
颈椎病 130
慢性支气管炎 132
甲状腺疾病 134
慢性胆囊炎 136
糖尿病 138
高血压 140
动脉硬化 142
中风后遗症 144
月经不调 146
痛经 148
性欲减退 150
阳痿 152

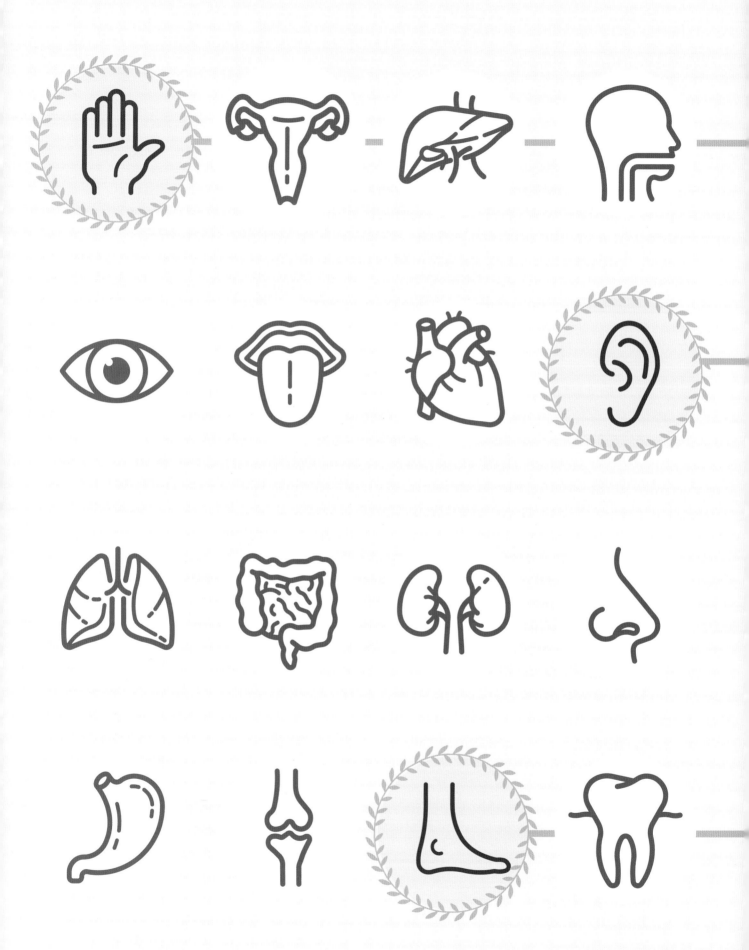

第一章
足、手、耳是人体"天然药库"

足、手、耳汇集了人体所有重要的经络，以及人体所有器官的反射区，是人体进行自我保健的重要部位。同时，足、手、耳也是人体比较易于施用按摩手法的部位，当人感觉不适时，在相应的反射区揉一揉、按一按、推一推，许多不适就会得以缓解。也正是此因，很多人将足、手、耳视为人体的"天然药库"。

足、手、耳中的健康密码

　　足被称为人体的"第二心脏"；手被视为人体的"外在大脑"；耳为"宗脉所聚之处"。人体的足、手、耳分布着与人体脏腑相关的反射区和经络穴位。对相应的穴位和反射区进行刺激，可以疏通人体经络，促进气血运行，调节人体阴阳平衡，改善脏腑功能，从而增强机体免疫力。

足是人体的"第二心脏"

　　人之有足，犹如树之有根。树枯根先竭，人老足先衰。足是人体元气的汇聚点，人体十二经脉中有一半的经脉起点或终点在足部。

　　人的足部有 60 多个反射区，对应心、肺、脾、肾等脏器。如果身体产生病变，往往会通过足部的反射区表现出来。例如，若心脏不适，患者感到心慌、心悸、胸闷，则足部心反射区可出现压痛、条索状物等；若脾胃功能差，患者有胃痛、反酸等不适症状，则足部胃反射区可出现酸痛、凹陷、皮肤颜色改变等。

　　科学按摩足部反射区可以促进全身的血液循环，从而降低心脏负荷。因此，脚也被称为人体的"第二心脏"。

　　按摩足部反射区和重点穴位对某些疾病引起的不适也有一定的缓解作用。例如，按摩刺激涌泉穴，具有补肾壮阳的功效，有助于改善肾精亏虚所导致的腰膝酸软、头晕目眩以及某些妇科病。此外，按摩足底的肝反射区还可缓解食欲不振、情志不畅等症状。

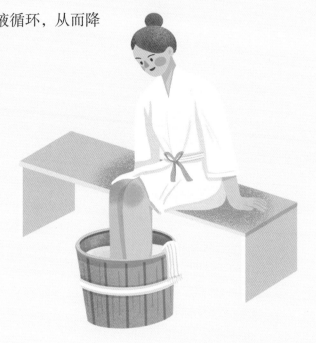

手是人体的"外在大脑"

　　手与大脑之间有着十分密切的联系。从生理结构的角度上说，手部有很多神经与大脑相连。正是因为手部拥有如此丰富的神经，所以手部不仅可以完成很多相对复杂的动作，而且具有敏锐的触觉。手可以称为人体的"外在大脑"。现代医学研究结果显示，如果有意识地、科学地对手部进行刺激或训练，也可以对大脑形成良性刺激，进而在一定程度上可以起到提升思维水平、延缓大脑思维功能减退的作用。

　　手是健康的镜子，人体的健康状况也可以通过手部显示出来。通过观察手部情况来判断身体是否患病的方法，古已有之。我国古代医学典籍《黄帝内经·灵枢》中就介绍了诊鱼际纹路之法及爪甲诊病法；唐代医学家王超所著的《水镜图诀》中也介绍过通过观察小儿的手指纹路进行诊病的方法。

耳是"宗脉所聚之处"

　　《黄帝内经》中记载："耳者，宗脉之所聚也。"而"宗"，就是"总""全部"的意思。人体十二经络中的六阳经皆循行于耳；六阴经虽不直接循行于耳，但都通过经别与阳脉相合，故人体十二经络与耳有密切的联系。

　　耳部反射区与人体的五脏六腑存在一定的联系。当人体的内脏或躯体发生病变时，在耳部某些特定部位会出现局部反应，如压痛、结节、变色等。利用这一特征我们可以作为诊断疾病的参考，并用以防治疾病。

　　耳垂主要由脂肪和纤维组织构成，位于耳郭的下部，没有软骨。耳垂是现代医学中常用的采血部位之一。当内火上炎而致齿耳肿痛或面部生疖时，用双手拇指揉捏耳垂，直至双耳发红发热，症状可得到一定程度的改善。

　　正对耳孔的凹陷处叫耳甲腔，适度刺激这个部位，对心、脑、肺和血液循环有一定的补益作用。

　　耳甲腔上方的凹陷处叫耳甲艇，经常按摩此处有强肾健脾之功。

　　耳郭的周缘部分叫作耳轮，适度按摩此处可以缓解颈、肩、腰、膝的不适。

足、手、耳的异常变化反映身体健康问题

心脑血管健康自查

　　心脑血管疾病指心脏血管、脑血管发生病变。常见的心血管疾病有冠心病、心肌缺血等；常见的脑血管疾病有脑出血、脑栓塞等。由于压力日益增大、饮食结构变化等多种因素，我国的心脑血管疾病患者日益增多，而且发病年龄呈年轻化。因此，不仅是老年人，中青年人也应该在日常生活中注意自查足、手、耳各部位的异常变化，及时发现可能存在的疾病隐患，做到早发现、早治疗。

表 1-1

足部表现及对应症状		手部表现及对应症状		耳部表现及对应症状	
	观察脚指甲，如果颜色青紫，可能是血液循环系统出现了障碍，需要警惕心血管病变		用拇指按压左手心反射区，如果异常疼痛，且伴有手掌出汗、手指伸不直的情况，需要警惕心脏功能是否衰退		若耳部心反射区有压痛，或有白色斑点、红晕、丘疹等，则需要警惕心血管疾病
	如果脚趾关节经常感觉僵硬，应注意预防心脑血管病变		指甲萎缩，且略带暗红色，提示血压升高的可能性较大，另外还应警惕心脏病、脑栓塞、脑出血等病症		耳垂上如果出现斜纹，提示可能患有冠心病或脑动脉硬化等疾病
	用手揉捏脚趾，如果脚指甲麻木无感觉，则需要警惕心血管疾病		冠心病或心绞痛患者的指甲多会在没有外伤的情况下呈青紫色或出现黑红色瘀斑		耳轮呈暗红色，多提示人体血液循环发生障碍

足部表现及对应症状		手部表现及对应症状		耳部表现及对应症状	
	脚指甲透裂，甚至直贯甲顶，排除外伤、灰指甲等因素，则有可能是中风的先兆		手部温度常年偏低，多提示人体末梢血液循环存在障碍，易患动脉硬化、心功能不全、糖尿病等病症		外耳道周围暗红，多为气滞血淤的表现，多伴有心胸闷痛
	双脚大脚趾趾腹有出血点，排除外伤因素，提示脑血管有出血的可能		掌色鲜红，手掌各丘隆起，提示需警惕高脂血症		耳面皮肤（尤其是耳垂皮肤）血管充盈易见，常见于冠心病、心肌梗死、高血压等病症
	用拇指按压左脚的心反射区，如果出现异常或疼痛，多提示心脏功能可能出现减退		掌色鲜红，掌面肌肉平坦，提示可能患有高血压，且多伴有心律失常等异常症状		
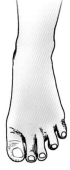	大脚趾发黄或发白、掌垫增厚、纹理磨蚀严重，排除足癣等因素，常见于高血压、高脂血症、脂肪肝等病症				

温馨提示

①本章所有自查方法仅供参考，所有疾病均需前往正规医疗机构进行检查后方可确诊。

②本书中所有按摩手法只能起到辅助作用，不能替代药物和正规医疗手段。

③由于个体差异和人体生理曲度等原因，本书标注反射区的位置可能存在一定的偏差，应用时还需要根据实际情况在反射区区域按寻阳性反应点或阳性反应物，如压痛、条索、结节等。

呼吸系统健康自查

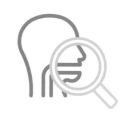

呼吸系统负责人体与外界的气体交换，包括鼻、咽、喉、气管、支气管及肺等器官。呼吸系统在足部、手部、耳部有相关的反射区，观察足部、手部、耳部色泽、形态的异常变化是辅助判断呼吸系统疾病的一个简单有效的方法。

表 1-2

足部表现及对应症状		手部表现及对应症状		耳部表现及对应症状	
	脚指甲变紫，可能是心肺功能异常的征兆		指甲半月痕发青，提示呼吸系统可能有问题，也有可能更容易患心血管疾病		肺反射区、扁桃体反射区有丘疹、压痛，多提示呼吸系统可能存在问题
	按压肺和支气管反射区，如果压痛明显，多提示呼吸系统可能出现了问题		肺和支气管反射区有压痛，多提示肺功能可能衰退，易出现呼吸困难、口干、多痰等症状		耳轮色青，多提示身体呼吸系统存在问题
	按压肺和支气管反射区，如果足部出现痉挛，多提示可能患有哮喘		拇指根部突然生出许多细纹，且按压有痛感，可能是呼吸器官功能衰弱的征兆		耳轮红肿，多为风热、肝胆火盛的表现，多存在咳嗽、鼻塞、头痛等症状

足部表现及对应症状		手部表现及对应症状		耳部表现及对应症状	
	大脚趾根部有硬块，足根部及足内弓侧中部有硬块，多提示可能存在鼻咽喉息肉或肿瘤		掌色苍白，青筋暴露且指端发凉，常见于感冒引发的肺部疾病		耳垂肉薄，甚至连血管网都看得清，多见于呼吸系统疾病或甲状腺疾病
	脚指甲出现纵纹，多提示过度疲劳，或可能存在呼吸系统方面的疾病		指甲很薄，有横沟，小指弯曲且关节处有青筋暴出，多提示可能患有某些肺部疾病		气管反射区有点状或丘疹样红晕，少数呈点状白色，边缘红晕，有光泽，提示多为急性气管炎
	双脚大脚趾中间部分细，关节突出的人，多提示呼吸系统可能存在先天性发育不良的问题，平时需要注意预防感冒		大鱼际靠近拇指处颜色发红，多见于急性咽喉炎、扁桃体炎、支气管炎等疾病		
	脚指甲呈汤匙形的人，排除足癣、外伤等因素，多提示可能存在肺部问题或者甲状腺问题		肺和支气管反射区出现明显的白色区域，提示可能肺气不足，常见于呼吸失常、胸闷气短、哮喘等症		肺或气管反射区有红色或白色点状丘疹，而且周围皮肤无光泽，多提示支气管哮喘
	足背部出现水肿，多提示可能患有胸膜炎或其他呼吸系统疾病		肺和支气管反射区凸起，有黄色斑点，边缘不清，无光泽，多提示肺部存在病变		
足部表现及对应症状		手部表现及对应症状		耳部表现及对应症状	

肝胆健康自查

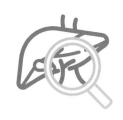

　　肝脏是身体的代谢器官，具有代谢、分泌、解毒等生理功能。胆有储存胆汁，帮助消化的作用。肝胆在足部、手部、耳部有相关的反射区，观察足部、手部、耳部色泽、形态的异常变化是辅助诊断肝胆疾病的方法之一。

表 1-3

足部表现及对应症状		手部表现及对应症状		耳部表现及对应症状	
	如果右脚的肝反射区出现压痛，同时伴有腹部肿胀、情志不畅、疲倦乏力等症状时，则多提示肝脏可能存在病变		指甲下窄上宽，指端呈弧形，需要警惕胆囊炎、肝病等		肝功能异常时，肝反射区多呈点状或片状红晕，压痛明显，或胰胆反射区下呈暗红色或片状增厚
	脚指甲动摇松脱，排除外伤因素，多为肝血虚的表现；脚指甲紧扣嵌入肉里，排除鞋子偏小等外部因素，多为肝气淤滞的表现		如果每个指甲都是前端有光泽，根部毛糙无光，提示肝脏可能存在某些慢性损害和炎症		胰胆反射区对应的耳背部呈点状、片状充血或红晕，有压痛，多是胆部异常的表现(过敏或冻伤也会出现类似情况，应以正规医疗机构的诊断为准)
	右足扁平者，需警惕肝脏、胆囊疾病		如果手掌呈黄色，需警惕肝胆方面的疾病		在耳郭正面的胰胆反射区及耳背部的相应部位，若可触及隆起、结节或条索状物，并有压痛，多是胆结石的表现

（续表）

足部表现及对应症状		手部表现及对应症状		耳部表现及对应症状	
	双脚大脚趾柔软肥厚，趾腹呈山形凸凹不平，多提示肝部可能存在问题		小鱼际处发红、色深，需要警惕肝部问题		耳轮红肿，多为上焦风热、肝胆火盛的表现
	脚趾肿胀，多提示肝脏可能存在问题；大脚趾趾腹尖端有硬结节，多提示可能存在肝硬化等问题		手指末端粗大，提示肝功能可能有异常		耳鸣多是肝肾阴虚的表现，除了可能患有高血压等心血管病外，还要警惕糖尿病、骨关节病等的发生
	大脚趾上翘，可能为肝功能异常的征兆		若用手指按压右手肝反射区，有胀痛点，多提示肝脏可能已经发生病变		
	右脚大脚趾趾腹尖端坚硬，第四足趾根部有硬块，需警惕肝部疾病		右手拇指与食指之间的掌蹼处，有明显的胀痛点，多提示肝脏可能存在病变		耳部胰胆反射区有小结节如砂子颗粒状，或呈点状白色斑点，边缘清楚，多为胆结石的征象，急性发作时边缘多有红晕
	双足底颜色呈黄绿色，且存在色素沉着，多提示可能患有肝胆器官疾病		右手胆囊反射区有轻度压痛和叩击痛，多提示患有胆囊炎		

消化系统健康自查

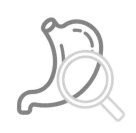

　　人体的消化系统由消化道和消化腺两大部分组成。消化系统的功能是消化食物，汲取营养和水分，并排出残渣。消化系统在足部、手部、耳部有相关的反射区，观察足部、手部、耳部色泽、形态的异常变化是辅助诊断消化系统疾病的方法之一。

表1-4

足部表现及对应症状		手部表现及对应症状		耳部表现及对应症状	
	双足内侧胸椎反射区、腰椎反射区、骶骨反射区有明显的蓝色毛细血管丛出现，提示可能存在胃肠功能紊乱的问题		指甲部较长，中间明显突起，四周内曲，形状犹如百合片，需警惕消化系统疾病		耳部胃反射区、十二指肠反射区，如有压痛或丘疹，表明胃肠或消化系统出现了问题
	从侧面看，如果第二、第三趾的关节曲起，表示可能患有胃肠疾病		指甲上出现黄色细点，提示可能患有消化系统的疾病		胃功能不佳的人，胃反射区呈点状或片状白色，有的边缘有红晕或呈充血状，有压痛，可触及片状隆起或条索物
	足部大脚趾的趾腹部长茧，提示可能存在胃部功能失调		指甲上出现黑色斑点，排除外伤因素，可能为操劳过度、营养不良所致；重者可能是肠胃疾病的先兆		

（续表）

足部表现及对应症状	手部表现及对应症状	耳部表现及对应症状
右脚大脚趾尖端（肉球的顶端）呈笔尖状并发硬，提示可能为脾胃虚弱	如果双手胃脾大肠反射区有压痛感，多提示胃肠可能有问题	十二指肠反射区呈片状凹陷，略带暗红色，或者呈点状白色，边缘红润或暗红，有压痛，多为十二指肠溃疡的表现
双足第一、第二趾趾关节不能做屈曲动作，排除外伤因素，多提示可能患有胃部疾病	大鱼际处青筋突起，多为脾胃虚寒的征象，易腹泻。若存在急性腹泻，则青筋突起更为明显	
足部皮肤出现干瘪、皱褶，提示可能为新陈代谢紊乱、胃肠功能差、内分泌失调的问题	大鱼际处颜色偏红，多为胃中有热，可能存在便秘的症状	耳朵色黄，多提示可能存在贫血或黄疸
双脚底胃、十二指肠、横结肠、小肠反射区有压痛感，并可在皮下摸到结节时，易出现腹胀、多汗、口腔溃疡、恶心等症状，多提示人体脾胃功能可能衰退 胃 十二指肠 横结肠 小肠	指甲，尤其拇指和食指的指甲呈浅黑色，排除外伤因素，多提示消化系统可能有问题	
	指甲常暗淡、无光泽，多提示胃肠可能不健康	

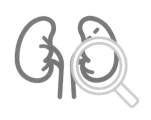

泌尿生殖系统健康自查

泌尿生殖系统包括所有泌尿器官和生殖器官。泌尿生殖系统在足部、手部、耳部有相关的反射区，观察足部、手部、耳部色泽、形态的异常变化是辅助诊断泌尿生殖系统疾病的简单方法之一。

表1-5

足部表现及对应症状		手部表现及对应症状		耳部表现及对应症状	
	脚指甲凹凸不平，多提示可能与肝肾功能不全有关		手掌的肾反射区有压痛，多提示泌尿生殖系统可能有病变		耳部的肾反射区、膀胱反射区有丘疹、充血，排除过敏、冻伤等因素，多提示肾脏及泌尿系统出现健康隐患
	足踝出现水肿，排除长距离行走、长时间站立、外伤等因素，可能是肾炎的征兆		无名指苍白细小的人，生殖系统功能可能会较差		
	大脚趾的趾腹侧皮肤有网状粗纹，且有针孔状损伤，排除外伤等因素，男性可能患有性功能减退、阳痿、早泄等病症；女性可能出现内分泌紊乱、月经不调等症状		女性手部的生殖腺反射区出现青色，多提示可能有痛经、闭经等问题		
			男性指甲有白斑，提示可能出现性功能低下、阳痿、早泄等病症		耳部有糠皮样物不易擦去者，排除过敏等因素，多提示泌尿生殖系统可能存在感染
	双脚第五趾根部及足部均出现硬块时，提示女性可能患有乳腺或子宫方面的疾病		手指甲灰暗，甚至发黑，提示可能患有肾功能不全等病症		

神经系统健康自查

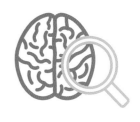

　　神经系统是人体内对生理功能活动起主导作用的系统。神经系统在足部、手部、耳部有相关的反射区，观察足部、手部、耳部色泽、形态的异常变化是辅助诊断神经系统疾病的一个简单有效的方法。

表 1-6

足部表现及对应症状		手部表现及对应症状		耳部表现及对应症状	
	观察脚趾，如果五个趾甲都翘起来，排除外伤等因素，多提示有神经衰弱的倾向，多表现为心情抑郁、精神压力过大等		指甲上的白点数量较多，可能是神经衰弱的征兆		耳部软骨增厚，多提示有神经衰弱的倾向
	脚指甲畸形或嵌甲，排除外伤等因素，应警惕神经系统方面的病症		指甲上如果完全看不到半月痕，多有贫血或神经衰弱症状		耳郭背面呈陷窝状或皱襞状，如有指甲压痕样的微小畸形，提示神经系统容易出现问题
	平时双脚疼痛，排除外伤、尿酸高等因素，多提示可能患有神经炎		手部多汗，提示可能为自主神经功能失调		
	双脚大脚趾干瘪无力，多提示可能患有失眠、神经衰弱等神经系统疾病		拇指缺乏柔韧性并出现弯曲时，排除外伤等因素，可能为神经衰弱的表现		
	按摩失眠点反射区时，如果出现刺痛感，多提示可能患有失眠、神经衰弱等疾病					

足、手、耳反射区的按摩手法

　　足部、手部按摩的基本手法有按、揉、拔、擦、掐、刮等方法；耳部按摩的基本手法有点按、捏揉、按揉等方法。具体运用时应根据病情、部位选用不同的手法配合进行。

常用的按摩手法

足部、手部按摩手法

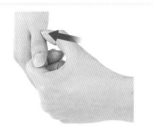

按法 用拇指指尖或指腹垂直平压反射区或穴位。着力部位要紧贴按摩部位皮肤表面，用力由轻渐重，保持 3~5 秒后逐渐抬起，反复操作 5~6 次。本法适用于大部分反射区，常与揉法结合使用。

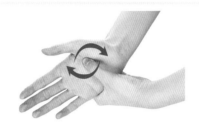

揉法 用拇指指腹在相应的反射区做圆形旋转按揉。按揉方向一般为顺时针。本法适用于大部分反射区。

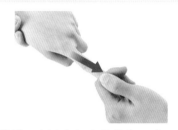

拔法 先固定相应关节的一端，再用拉伸、牵引的动作牵拉另一端。操作时，两手用力应适度，速度要均匀，不可强拉硬拽。本法适用于手指关节、掌指关节及腕关节部位。

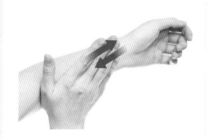

擦法 以手指或手掌大、小鱼际及掌根部紧贴皮肤进行往返快速的直线运动。

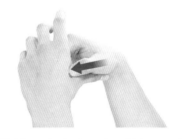

掐法 用拇指指甲缘重刺激穴区或反射区，掐至所需深度后保持 10 秒左右，松开后再掐，反复操作 3~5 次。

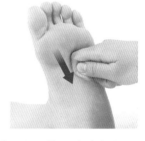

刮法 食指第二关节弯曲呈 90°，用食指中节桡侧面刮按反射区。动作要平稳，不可忽快忽慢。

耳部按摩手法

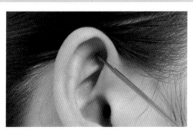

点按法 用按摩棒点按耳部反射区，一按一放有节律地反复按压。掌握好点按的力度，避免刺破耳部皮肤。

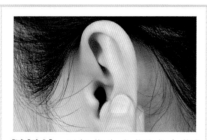

捏揉法 用拇指和食指（或中指）指腹捏揉并旋拧耳部反射区，旋拧频率为每分钟 20~30 次。可以事先在施术部位贴上一小块医用胶布，然后再进行捏揉旋拧操作。

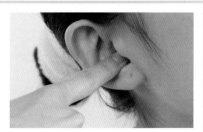

按揉法 用食指指腹对准反射区来回旋转按揉，直至有发热感为止。也可用医用胶布将小米粒压贴于反射区，揉压 30 秒左右，并保留压贴物。

随手可得的按摩工具

足部按摩工具

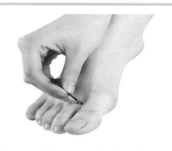

发夹 取发夹一只，清洗干净。按摩时，用发夹尖端点刺足背反射区，可使力道直达皮肤深处。点刺动作宜轻柔，避免刺伤皮肤，每次操作2~3分钟即可。

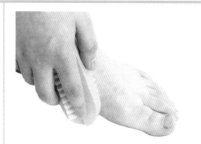

浴刷 用浴刷进行按摩，可同时刺激多个穴位和反射区，可快速敲打，也可按住不动，停留1~2分钟，持续刺激穴位，但力度要适中，不要将皮肤划破。若脚部有脚癣等皮肤病，应单独购置一个浴刷用于按摩，避免交叉感染。

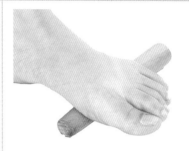

木棍 将木棍放在地上，脚踩在木棍上面来回滚动，可以刺激足底反射区，达到按摩效果。按摩时应注意安全，避免跌倒。

手部按摩工具

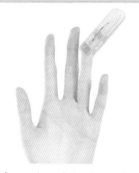

夹子 用夹子夹住某个反射区、穴位或疼痛部位，也有很好的按摩效果。但夹的时间不宜过久，避免某些部位因此坏死。

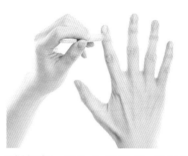

牙签束 用橡皮筋将10~15根牙签捆扎起来，使尖端排列整齐。按摩时，以牙签尖端点按反射区或穴位，力道宜轻柔，避免刺伤皮肤。

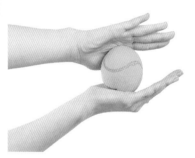

小球 用两手手掌夹住小球，在掌心做来回运动，可以刺激手部反射区和穴位。

耳部按摩辅助工具

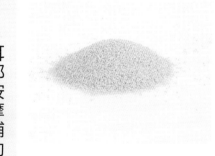

小米粒 将小米粒用医用胶布固定在耳部相应的反射区，可随时随地做按摩。有条件的话，也可以用王不留行籽代替小米粒，效果会更好。

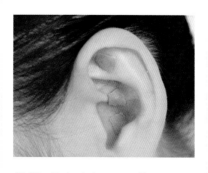

膏药 将有消炎、活血等作用的膏药剪成小块贴于耳部反射区，可根据病情贴单耳或双耳。揭下时要小心，避免对皮肤造成伤害。

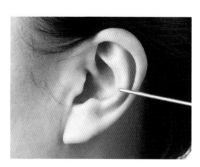

按摩棒 用金属、竹、木等制成粗细适当、一端圆钝而光滑的细棒，可用于点按与疾病相关的耳部反射区。

足、手、耳反射区按摩前须知

在进行足、手、耳各部的反射区按摩前，应提前做好器具消毒和个人卫生，并熟知有关的按摩禁忌及按摩后的一系列正常反应。同时，应该密切注意按摩后的身体反应，一旦出现某些严重不良反应，应及时就医。

足、手、耳反射区按摩前的准备

准备用品用具

检查按摩凳、按摩膏（润滑油、精油、乳液等），以及其他辅助工具（如医用胶布、小米粒、牛角梳等）是否齐备，并对用具进行消毒。按摩工具均应光滑无刺，以免损伤皮肤。

注意个人卫生

按摩手足前应洗手洗脚，修剪指（趾）甲并消毒；按摩耳部前要洗脸洗头，并做好耳部消毒。按摩前，应除掉佩戴的饰物，如戒指、手链、手环、手表、耳环、耳坠、足链等。

调节室内环境

房间内温度要适宜，应控制在25℃左右，且应保持适宜的湿度；房间内要安静，应确保按摩时不受打扰，但可播放一些轻柔的音乐；房间内光线要柔和；同时室内要注意空气流通。

泡泡手脚

在按摩前先用温水泡手泡脚，可以促进血液循环，从而增强按摩的效果。也可以选择自身需要的中药配方加入热水中，然后用蒸汽熏蒸双手掌心或足底部，待水温适宜，再将手部或足部泡在水中。

足、手、耳反射区的按摩禁忌

1.饭后1小时内不得按摩，空腹时不宜进行按摩。在同一部位连续按摩，一般不应超过5分钟。

2.按摩时，应避开骨骼突起部位，以免损伤骨膜。老人骨骼较脆，关节僵硬；儿童皮肤细嫩，骨骼易受伤，按摩时均不可用力过大。

3.有严重出血疾病（如尿血、便血、呕血、咯血等）的患者，均不宜进行按摩。

4.按摩后，由于毛细血管处于扩张状态，体温也会稍有升高，此时严禁用冷水洗浴或用冷毛巾擦拭。

5.长时间服用激素的患者和极度疲劳者，不宜进行按摩。

6.有血液疾病或者有出血倾向的患者，不宜进行按摩。

7.手足部有骨科疾病（如骨折、关节脱位等）的患者，不宜进行按摩。

8.沐浴后、剧烈运动后、饮酒后、高热时、女性月经期，均不宜进行按摩。

9.孕妇以及婴幼儿不可私自按摩，也不可在非正规医疗机构进行按摩，以免出现危险。

10.有严重心脏病、精神病、高血压、高血糖、高脂血等疾病的患者，均不宜按摩。

11.病情危重的患者，不适合按摩治疗，应及时就医。

12.营养不良、久病体弱或者极度消瘦虚弱的人，可能难以承受按摩的疼痛，最好不要施以按摩。

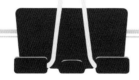

按摩后的正常反应

每个人在按摩后会有不同的反应，尤其是进行自我按摩的时候，要多体会按摩后的反应。一方面，可以观察身体有无严重不良反应，以便及时就医，避免出现危险；另一方面，可以促使我们不断改进按摩的手法。按摩后，如果出现以下症状，如困倦、打哈欠、体热、倦怠、尿量增多、脚肿、脚底或掌心出汗、静脉明显浮现并变粗等，基本是病痛即将痊愈的征兆。如果没有其他不良反应，经过休息之后可自行缓解，无须担心。但如果身体出现不适，请及时就医。

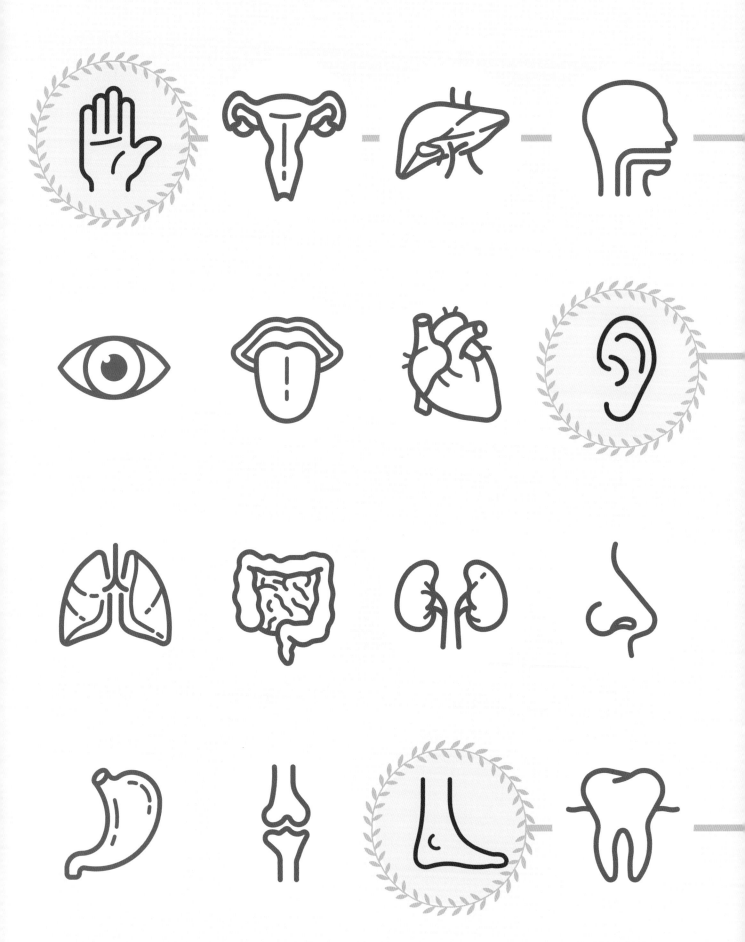

第二章
足部反射区按摩，
为健康做足准备

人体的多个器官在足部均有相应的反射区，经常
进行足部按摩可达到调理脏腑、强身健体的功效。
如经常按摩大脑反射区可以提神醒脑；按摩心、
肾上腺等反射区，可以起到调节心率、补益心气
的作用；按摩胃、小肠等反射区，可以健脾开胃、
增进食欲；按摩肾反射区，可以益肾壮阳。

足底反射区及常用穴位

　　足底反射区主要包括肺和支气管、心、小肠、脾、肝、肾等反射区。其总体对应关系为：头部与脚趾部反射区相对应，胸部与脚掌前半部反射区相对应，腹部与脚掌中部反射区相对应，盆腔部同脚跟部反射区相对应。足底常用穴位为涌泉穴。

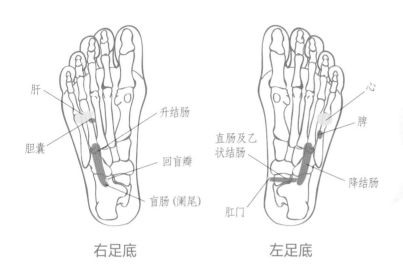

右足底　　　　　左足底

　　肝、胆囊、升结肠、回盲瓣、盲肠（阑尾）反射区只在右足底有；心、脾、降结肠、直肠及乙状结肠、肛门反射区只在左足底有。除此以外，双脚其他反射区相同。

足部保养方法

　　如果平时不注意足部的护理保养，就容易出现脚底脱皮、开裂、干燥、粗糙等问题。只有做好日常护理保养，才能拥有一双柔嫩细腻的美足。

注意保暖：足部离心脏比较远，血液循环较差，更容易受寒，因此要特别注意足部的保暖。尤其是在寒冷的冬季，一定要穿上厚袜子和足够保暖的鞋，避免露脚踝。在炎热的夏季，进入空调房以后，也要注意足部的保暖。

注意防晒：夏天穿凉鞋的时候，不要忘了给双足也涂上防晒霜。如果不注意防晒，足部皮肤会出现肤色不均的问题，影响美观，而且紫外线也会对足部皮肤造成一定的伤害。

热水泡脚：泡脚可以改善局部血液循环，促进代谢，能够将老化的死皮泡软去除，对于足部皮肤的保养十分有益。

涂抹润肤霜：每次洗完澡或泡完脚之后，可以涂抹一些足部润肤霜，让足部皮肤也吸收一些营养，改善粗糙的状态。

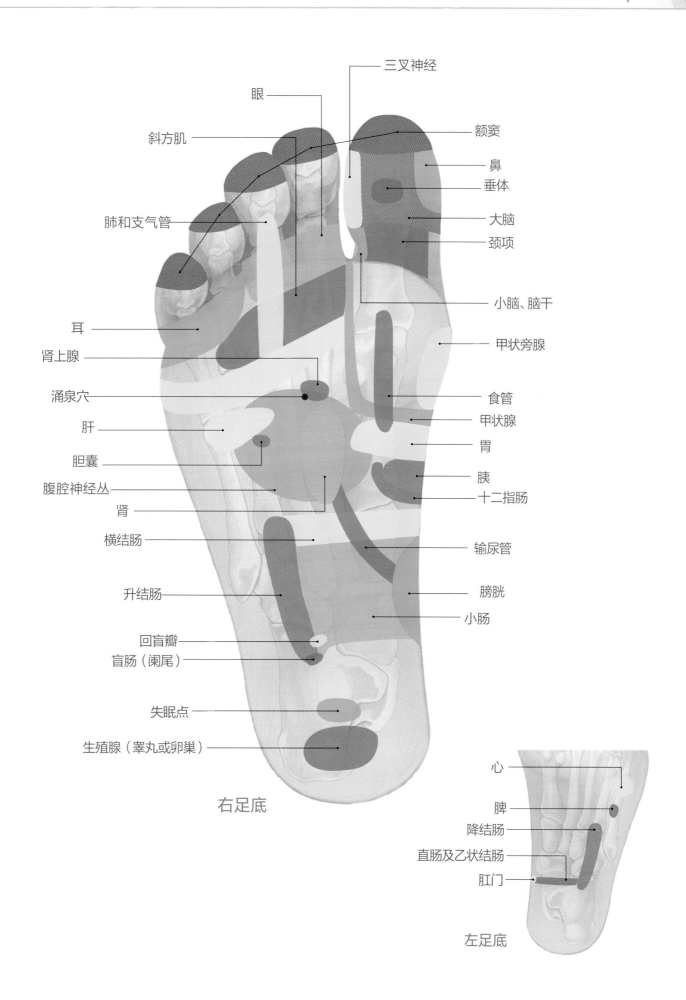

三叉神经
眼
斜方肌
额窦
鼻
垂体
肺和支气管
大脑
颈项
耳
肾上腺
小脑、脑干
涌泉穴
甲状旁腺
肝
胆囊
食管
甲状腺
腹腔神经丛
胃
肾
胰
横结肠
十二指肠
升结肠
输尿管
回盲瓣
膀胱
盲肠（阑尾）
小肠
失眠点
生殖腺（睾丸或卵巢）

右足底

心
脾
降结肠
直肠及乙状结肠
肛门

左足底

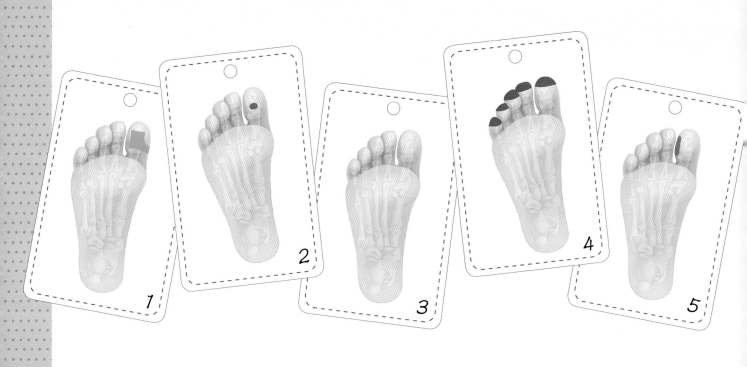

1. 大脑反射区

📍 定位：双足蹞趾端趾腹。

➕ 主治：脑震荡、脑卒中、脑栓塞、头晕、头痛、感冒、神经衰弱、视觉受损等。

✋ 按摩：用拇指指腹按揉 1~3 分钟，手指紧贴皮肤，不要左右移动。

2. 垂体反射区

📍 定位：双足蹞趾指腹正中。

➕ 主治：甲状腺、甲状旁腺、肾上腺、生殖腺、脾、胰等功能失调以及更年期综合征等。

✋ 按摩：用拇指指腹按揉 1~3 分钟，用力稳健，速度缓慢均匀。

3. 小脑、脑干反射区

📍 定位：小脑反射区位于双足蹞趾第一节根部正面靠近第二趾骨处。脑干反射区位于双足蹞趾根外侧靠近第二节趾骨处。

➕ 主治：脑震荡、高血压、肌腱关节炎等。

✋ 按摩：用拇指指腹按揉 1~3 分钟。也可用牙签束或发夹刺激。

4. 额窦反射区

📍 定位：双足十个趾端趾腹。

➕ 主治：脑卒中、鼻窦炎等。

✋ 按摩：用拇指指腹按揉 1~3 分钟，用力稳健，速度缓慢均匀。

5. 三叉神经反射区

📍 定位：双足蹞趾外侧，靠近第二趾间。

➕ 主治：面部神经麻痹、失眠、感冒、腮腺炎等。

✋ 按摩：用拇指指腹按揉 1~3 分钟，用力稳健，速度缓慢均匀。

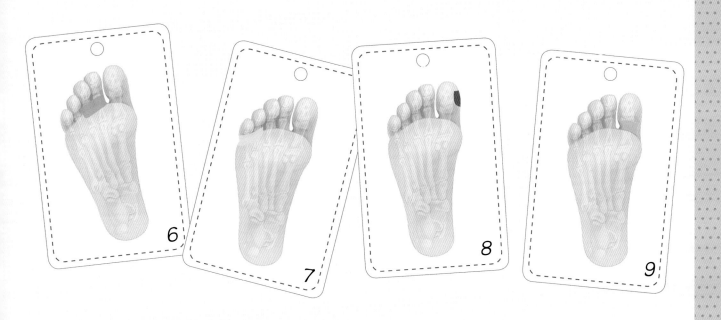

6. 眼反射区

📍 定位：双足第二、第三趾的中节和近节上。

➕ 主治：结膜炎、角膜炎、近视、远视、青光眼、老花眼、白内障、怕光、流泪、眼底出血等。

✋ 按摩：用拇指指腹按揉 1~3 分钟，用力稳健，速度缓慢均匀。

7. 耳反射区

📍 定位：双足第四、第五趾的中节和近节上。

➕ 主治：耳鸣、中耳炎、外耳道湿疹、耳聋等。

✋ 按摩：用拇指指腹按揉 1~3 分钟，用力稳健，速度缓慢均匀。

8. 鼻反射区

📍 定位：双足拇趾趾腹外侧，靠近拇趾趾甲上端延至其根底。

➕ 主治：鼻塞、流鼻涕、过敏性鼻炎、急性或慢性鼻炎及上呼吸道感染等。

✋ 按摩：用拇指指腹按揉 1~3 分钟。也可用牙签束或发夹刺激。

9. 颈项反射区

📍 定位：双足拇趾底部横纹处。

➕ 主治：颈项酸痛、颈项僵硬、头晕、头痛、流鼻血、高血压、落枕等。

✋ 按摩：用拇指指腹按揉 1~3 分钟。也可用牙签束或发夹刺激。

10. 输尿管反射区

📍 定位：双足足掌自肾反射区至膀胱反射区的略呈弧状的一个区域。

➕ 主治：输尿管炎、输尿管狭窄、泌尿系统感染等。

🖐 按摩：用拇指指腹按揉 1~3 分钟。也可用浴刷刺激。

11. 膀胱反射区

📍 定位：双足足掌内侧内踝前方，舟骨下方蹈展肌旁。

➕ 主治：泌尿系统疾病。

🖐 按摩：用拇指指腹按揉 1~3 分钟。也可用浴刷刺激。

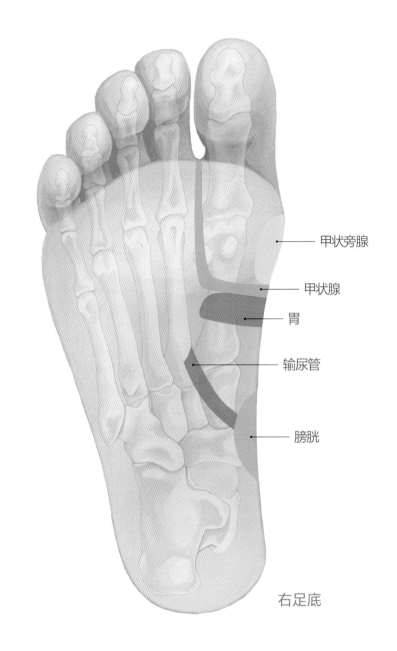

甲状旁腺

甲状腺

胃

输尿管

膀胱

右足底

12. 甲状腺反射区

📍 定位：双足足掌第一跖骨与第二跖骨前半部之间，并横跨第一跖骨中部的"L"形区域。

➕ 主治：甲状腺功能亢进或减退、甲状腺炎、心悸、失眠、感冒、烦躁、肥胖等。

🖐 按摩：用拇指指腹按揉 1~3 分钟。也可用浴刷刺激。

13. 甲状旁腺反射区

📍 定位：双足足掌内缘第一跖骨上端关节处。

➕ 主治：过敏、痉挛、失眠、呕吐、恶心、低钙、指甲脆弱等。

🖐 按摩：用拇指指腹按揉 1~3 分钟。也可用浴刷刺激。

14. 胃反射区

📍 定位：双足足掌第一跖骨中段。

➕ 主治：胃痛、胃胀、胃酸过多、消化不良、胃下垂、恶心、呕吐、急性或慢性胃炎等。

🖐 按摩：用拇指指腹按揉 1~3 分钟。也可用木棍刺激。

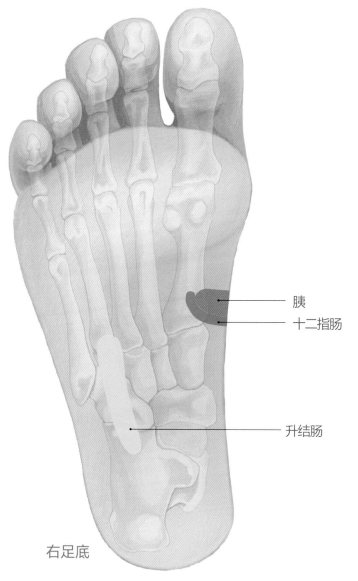

右足底

胰
十二指肠

升结肠

16. 胰反射区

📍 定位：双足足掌第一跖骨体后缘，胃与十二指肠反射区之间。

➕ 主治：胰腺炎、糖尿病、消化不良等。

✋ 按摩：用拇指指腹按揉 1~3 分钟。

17. 十二指肠反射区

📍 定位：双足足掌第一跖骨下端与楔骨关节处。

➕ 主治：十二指肠溃疡、食欲不振、消化不良、腹胀等。

✋ 按摩：用拇指指腹按揉 1~3 分钟。也可用木棍刺激。

15. 脾反射区

📍 定位：左足足掌第四、第五跖骨下端。

➕ 主治：食欲不振、消化不良、发热、贫血等。

✋ 按摩：用拇指指腹按揉 1~3 分钟。也可用木棍刺激。

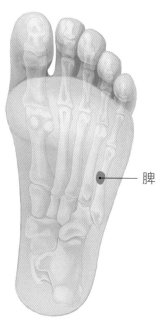

脾

左足底

18. 升结肠反射区

📍 定位：右足足掌小肠反射区的外侧带状区域。

➕ 主治：便秘、腹痛、肠炎、腹泻等。

✋ 按摩：用拇指指腹按揉 1~3 分钟。也可用木棍刺激。

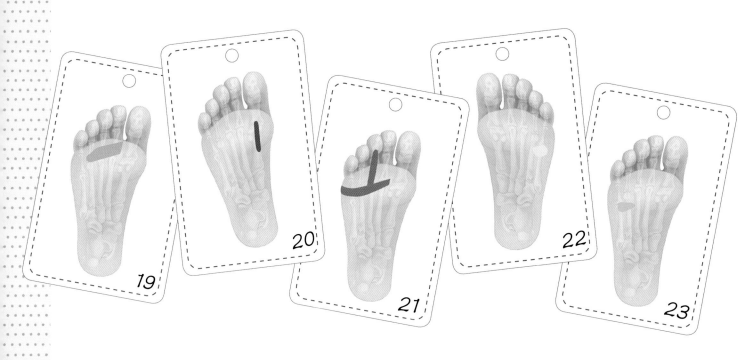

19. 斜方肌反射区

📍 定位：双足足掌第二、第三、第四跖趾关节的下方，呈一横带状的区域。

➕ 主治：肩周炎、肩背酸痛、落枕等。

✋ 按摩：用拇指指腹按揉 1~3 分钟，用力稳健，速度缓慢均匀。

20. 食管反射区

📍 定位：双足足掌第一跖趾关节处，呈一带状区域。

➕ 主治：食道炎等。

✋ 按摩：用拇指指腹从下向上推按 1~3 分钟。也可用木棍刺激。

21. 肺和支气管反射区

📍 定位：双足足掌第二、第三、第四、第五跖骨上端关节，中部通向第三趾骨中节呈"⊥"形区域。

➕ 主治：肺炎、支气管炎、肺癌、胸闷等。

✋ 按摩：用拇指指腹按揉 1~3 分钟。也可用木棍刺激。

22. 心反射区

📍 定位：左足足掌第四、第五跖骨上端。

➕ 主治：心律不齐、心绞痛、心悸等。

✋ 按摩：用拇指指腹推按 1~3 分钟，用力稳健，沿骨骼走向施行。

23. 肝反射区

📍 定位：右足足掌第四、第五跖骨上端。

➕ 主治：肝炎、肝硬化、肝肿大、口舌干燥、食欲不振、情志不畅等。

✋ 按摩：用食指关节重力按揉 1 分钟。也可用木棍刺激。

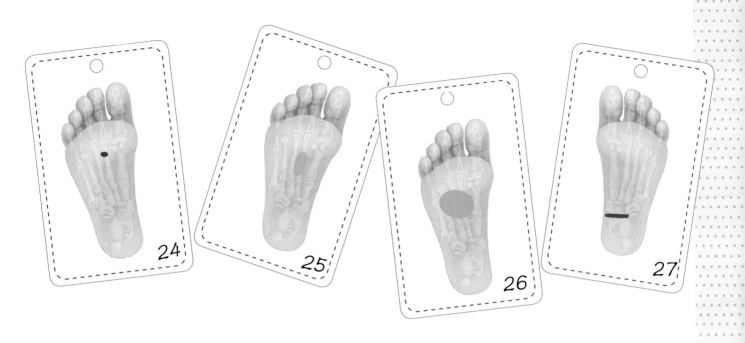

24. 肾上腺反射区

📍 定位：双足足掌第二跖骨上端稍外侧。

➕ 主治：哮喘、过敏、心律不齐、昏厥、风湿症、关节炎等。

✋ 按摩：用拇指指腹按揉 1~3 分钟，力度柔和均匀。

25. 肾反射区

📍 定位：双足足掌第二跖骨下端与第三跖骨下端关节处。

➕ 主治：肾炎、肾结石、腰痛、泌尿系统感染、高血压、浮肿等。

✋ 按摩：用食指关节重力按揉 1 分钟。也可用牙签束或发夹刺激。

26. 腹腔神经丛反射区

📍 定位：双足足掌中心，第二、第三、第四跖骨中段。

➕ 主治：腰背酸痛、胸闷、打嗝、胃痉挛、腹胀等。

✋ 按摩：用拇指指腹按揉 1~3 分钟。也可用木棍刺激。

27. 直肠及乙状结肠反射区

📍 定位：左足足掌跟骨前缘一横带状区域。

➕ 主治：腹泻、腹痛、腹胀、便秘等。

✋ 按摩：用拇指指腹按揉 1~3 分钟。也可用木棍刺激。

28. 胆囊反射区

📍 定位：右足足掌第三、第四跖骨中段。

➕ 主治：胆囊炎、胆结石、食欲不振、便秘等。

✋ 按摩：用拇指指腹点按 1~3 分钟。也可用木棍刺激。

29. 回盲辦反射区

📍 定位：右足足掌跟骨前缘靠近外侧，盲肠（阑尾）反射区的前方。

➕ 主治：消化系统吸收障碍性疾病等。

✋ 按摩：用拇指指腹按揉 1~3 分钟。也可用木棍刺激。

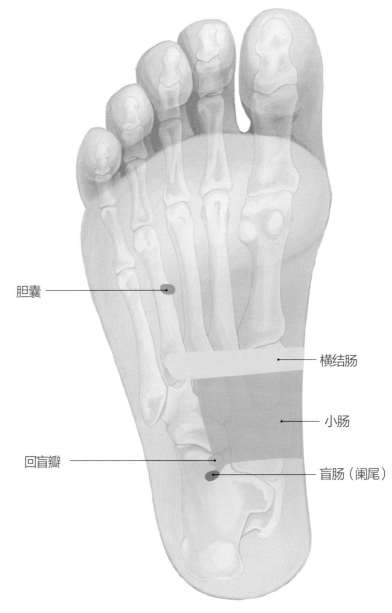

胆囊
横结肠
小肠
回盲瓣
盲肠（阑尾）

右足底

30. 盲肠(阑尾)反射区

📍 定位：右足足掌跟骨前缘靠近外侧。

➕ 主治：腹胀等。

✋ 按摩：用拇指指腹按揉 1~3 分钟。也可用木棍刺激。

31. 横结肠反射区

📍 定位：双足足掌中间，第一跖骨至第四跖骨下端的横带状区域。

➕ 主治：腹泻、腹胀、腹痛、便秘等。

✋ 按摩：用食指关节先从外向内刮按右足 4~5 次，再从内向外刮按左足 4~5 次。

32. 小肠反射区

📍 定位：双足足掌中部凹陷处，楔骨、骰骨、舟骨组成的相当于正方形的部分。

➕ 主治：消化不良、食欲不振、肠胃胀闷、腹部闷痛、疲倦、紧张等。

✋ 按摩：用拇指指腹按揉 1~3 分钟。也可用木棍刺激。

33. 涌泉穴

📍 定位：在足底，屈足蜷趾时足心最凹陷中。

➕ 主治：头痛、失眠、眩晕、咽喉疼痛等。

✋ 按摩：用拇指指腹从下往上推按 1~3 分钟，力度较重，有痛感。也可以用艾灸刺激 10~15 分钟。

34. 失眠点反射区

📍 定位：双足足底跟骨前，生殖腺反射区的上方。

➕ 主治：失眠、多梦、头痛、头晕等。

✋ 按摩：用拇指指腹按揉 1~3 分钟。也可用木棍刺激。

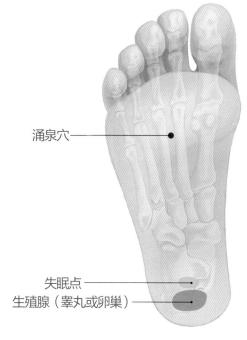
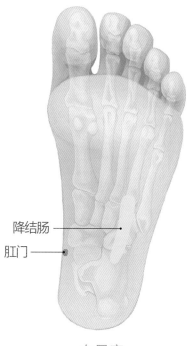

涌泉穴

降结肠
肛门

失眠点
生殖腺（睾丸或卵巢）

右足底　　　　　左足底

35. 生殖腺（睾丸或卵巢）反射区

📍 定位：双足足跟中央。

➕ 主治：痛经、月经不调、不孕、性功能低下、更年期综合征等。

✋ 按摩：用拇指指腹按揉 1~2 分钟。也可用牙签束或发夹刺激。

36. 降结肠反射区

📍 定位：左足足掌骰骨外侧一带状区域。

➕ 主治：腹痛、腹胀、腹泻、肠炎、便秘等。

✋ 按摩：用拇指指腹按揉 1~3 分钟。也可用木棍刺激。

37. 肛门反射区

📍 定位：左足足掌跟骨前缘，直肠及乙状结肠反射区末端。

➕ 主治：便秘、痔疮等。

✋ 按摩：用拇指指腹点按 1~3 分钟。也可用木棍刺激。

足背反射区及常用穴位

足背反射区包括扁桃体、颈部淋巴结、胸（乳房）、内耳迷路、横膈膜等反射区。
足背常用穴位为解溪、冲阳、内庭、厉兑等穴。

左右两侧足背反射区相同。

足部保养方法

定期做足膜： 洗完脚之后，在脚上均匀地涂抹上一层凡士林，然后用保鲜膜裹好，约15
分钟后取下保鲜膜，并用温水清洗干净，再涂上护肤用品。

定期去角质： 日常走路、运动等对足部的摩擦，会使足部结有厚厚的茧子，因此定期
给足部去角质非常必要。使用足部专用的去角质产品，可以让皮肤变得滑嫩。值得注
意的是，长期从事某些特殊职业，如长期赤脚在水田、鱼塘中作业的人员或者其他需
要长期赤脚劳动的人员，适度的角质对于双足反而是一种保护。

足底按摩： 可以直接用手掌搓脚底，感到脚部发热就行；或者使用带有按摩功能的泡脚盆，
一边泡脚一边按摩，非常舒服。

踮脚走路： 每天用脚尖走路5~10分钟可以有效促进足部血液循环，使人体的新陈代谢更
加顺畅。

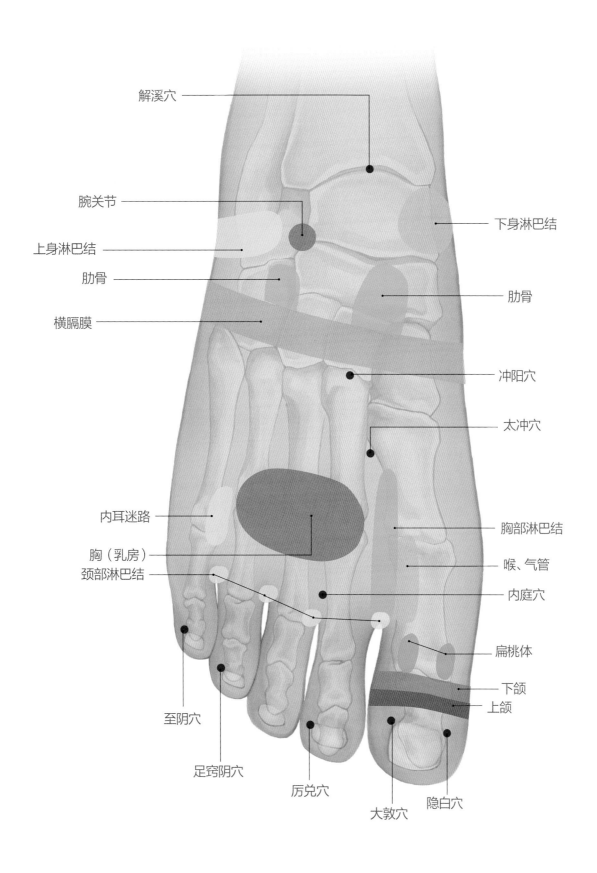

解溪穴

腕关节

上身淋巴结

肋骨

横膈膜

下身淋巴结

肋骨

冲阳穴

太冲穴

内耳迷路

胸（乳房）

颈部淋巴结

胸部淋巴结

喉、气管

内庭穴

扁桃体

下颌

上颌

至阴穴

足窍阴穴

厉兑穴

大敦穴

隐白穴

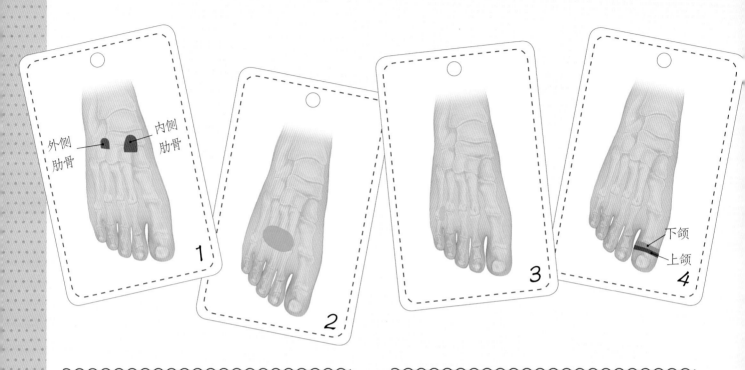

1. 肋骨反射区

📍 定位：双足足背，第一楔骨与舟骨之间形成的区域为内侧肋骨。第三楔骨与骰骨之间形成的区域为外侧肋骨。

➕ 主治：慢性胸膜炎、胸闷等。

✋ 按摩：双手拇指指腹推按1~3分钟。也可用浴刷刺激。

2. 胸 (乳房) 反射区

📍 定位：双足足背第二、第三、第四跖骨中部形成的区域。

➕ 主治：胸痛、胸闷、乳腺炎、乳腺增生、食道疾病。

✋ 按摩：双手拇指指腹推按1~3分钟。也可用浴刷刺激。

3. 内耳迷路反射区

📍 定位：双足足背第四趾骨和第五趾骨骨缝前端。

➕ 主治：晕车、晕船、头晕、眼花、耳鸣等。

✋ 按摩：用拇指指腹按揉1~3分钟。

4. 上颌和下颌反射区

📍 定位：双足足背踇趾趾间关节横纹处的前方为上颌，后方为下颌。

➕ 主治：牙痛、口腔溃疡、打鼾等。

✋ 按摩：用拇指、食指两指掐揉1~3分钟。也可用牙签束或发夹刺激。

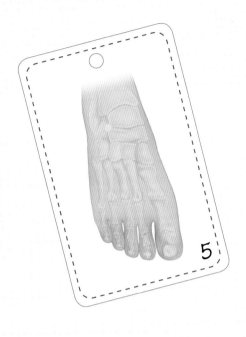

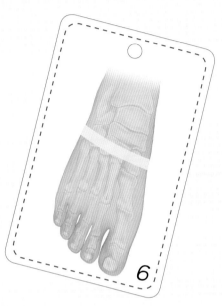

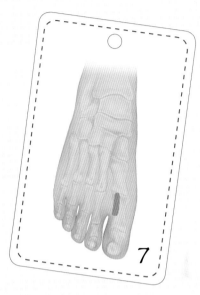

5. 腕关节反射区

📍 定位：双足足背舟骨、骰骨与距骨关节正中凹陷处。

➕ 主治：腕关节酸痛、腕关节炎等。

✋ 按摩：用拇指指腹按压1~3分钟。也可用牙签束或发夹刺激。

6. 横膈膜反射区

📍 定位：双足足背楔骨、骰骨上方，跖骨后端，横跨足背形成的带状区域。

➕ 主治：打嗝、恶心、呕吐、腹胀、腹痛等。

✋ 按摩：用拇指指腹从足背中央开始向两侧推按1~2分钟，力度均匀并逐渐加重。

7. 喉、气管反射区

📍 定位：双足足背第一跖趾关节外侧，呈一带状区域。

➕ 主治：喉炎、咽炎、咳嗽、哮喘、气管炎、声音嘶哑、上呼吸道感染等。

✋ 按摩：用拇指指腹按揉1~3分钟。也可用牙签束或发夹刺激。

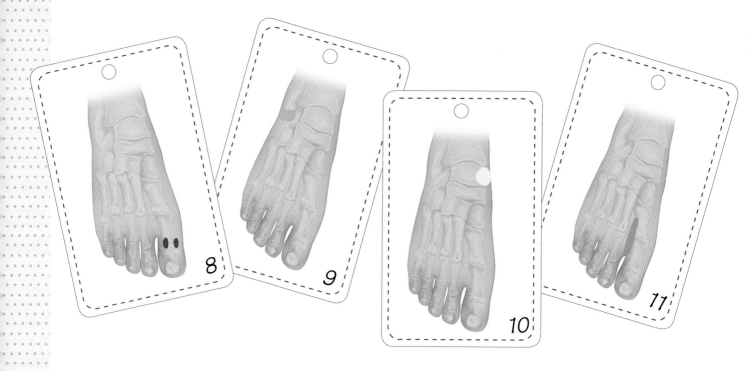

8. 扁桃体反射区

📍 定位：双足足背蹈趾第二节上方，肌腱的两侧。

➕ 主治：扁桃体炎、上呼吸道感染等。

✋ 按摩：用拇指指腹按揉 1~3 分钟。也可用牙签束或发夹刺激。

9. 上身淋巴结反射区

📍 定位：双足足背外侧踝骨前，由距骨、外踝构成的凹陷部位。

➕ 主治：发热、各种炎症等。

✋ 按摩：用拇指指腹按揉 1~3 分钟。也可用牙签束或发夹刺激。

10. 下身淋巴结反射区

📍 定位：双足足背内侧踝骨前，由距骨、内踝构成的凹陷部位。

➕ 主治：发热、各种炎症等。

✋ 按摩：用拇指指腹按揉 1~3 分钟。也可用牙签束或发夹刺激。

11. 胸部淋巴结反射区

📍 定位：双足足背第一、第二跖骨之间。

➕ 主治：发热、各种炎症等。

✋ 按摩：用拇指指腹推按 1~3 分钟。也可用牙签束或发夹刺激。

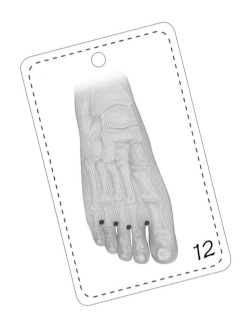

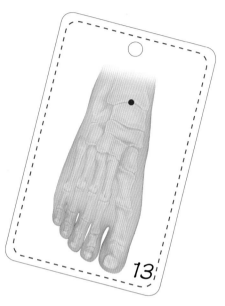

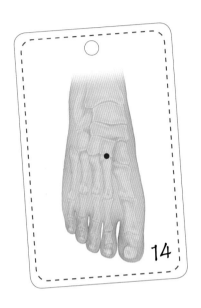

12. 颈部淋巴结反射区

📍 定位：双足足背、足底的各趾蹼间。

➕ 主治：颈部淋巴结肿大、甲状腺肿大等。

✋ 按摩：用拇指指端点按1~3分钟。也可用牙签束或发夹刺激。

13. 解溪穴

📍 定位：在踝区，踝关节前面中央凹陷中，蹬长伸肌腱与趾长伸肌腱之间。

➕ 主治：脚部扭伤、前额头痛、腹胀、便秘、面部浮肿等。

✋ 按摩：用食指指腹垂直按压3~5分钟，每日2次。也可以艾灸刺激1~2分钟，不要太过强烈。

14. 冲阳穴

📍 定位：在足背，第二跖骨基底部与中间楔状骨关节处，可触及足背动脉。

➕ 主治：食欲不振、牙痛、呕吐、腹胀、关节疼痛等。

✋ 按摩：用食指指腹垂直按压3~5分钟，每日2次。也可以艾灸1~2分钟。还可以用发夹或牙签束刺激。

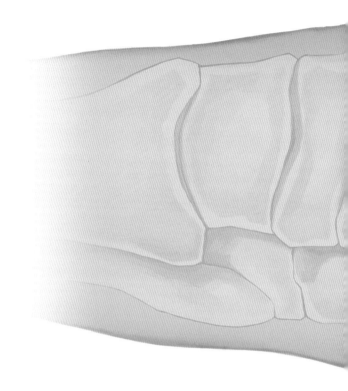

15. 内庭穴

- 📍 定位：在足背，第二、第三趾间，趾蹼缘后方赤白肉际处。
- ➕ 主治：头痛、咽喉肿痛、鼻出血、面部痤疮、口腔溃疡、口臭、牙痛、腹痛、腹泻、疝气等。
- ✋ 按摩：用食指指腹垂直按压 3~5 分钟，力度稍重，每日 2 次。也可以用发夹或牙签束刺激。

16. 厉兑穴

- 📍 定位：在足趾，第二趾末节外侧，趾甲根角侧后方 0.1 寸（指寸）。
- ➕ 主治：多梦、晕厥、热病汗不出、心腹胀满、胃脘痛、便秘等。
- ✋ 按摩：用拇指和食指捏住第二趾末节两侧，用力按压 3~5 分钟。也可以用艾灸刺激 10~15 分钟，不要太过强烈。

17. 足窍阴穴

- 📍 定位：在足趾，第四趾末节外侧，趾甲根角侧后方 0.1 寸（指寸）。
- ➕ 主治：偏头痛、目眩、目赤肿痛、耳聋、耳鸣、喉痹、胸胁痛、多梦等。
- ✋ 按摩：用拇指指腹按揉穴位 1~3 分钟，力度适中，以产生酸胀的感觉为宜。也可以用发夹或牙签束刺激。

18. 大敦穴

- 📍 定位：在足趾，大趾末节外侧，趾甲根角侧后方 0.1 寸（指寸）。
- ➕ 主治：月经不调 、尿频、胃脘疼痛等。
- ✋ 按摩：用拇指指尖垂直按压 1~3 分钟，以产生刺痛的感觉。也可以用发夹或牙签束刺激。

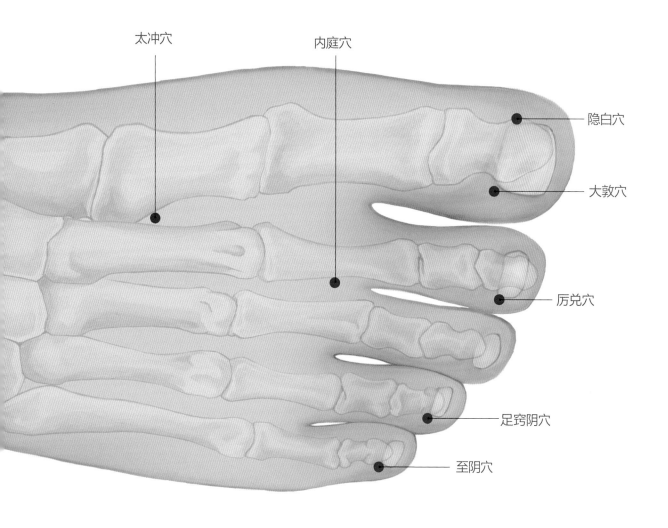

太冲穴　　内庭穴　　隐白穴　　大敦穴　　厉兑穴　　足窍阴穴　　至阴穴

19. 太冲穴

📍 定位：在足背，第一、第二跖骨间，跖骨底结合部前方凹陷中，或触及动脉搏动处。

➕ 主治：失眠、肝炎、面部色斑、面色苍白、脚软无力、头痛、眩晕、高血压等。

✋ 按摩：用拇指指腹，从脚趾向脚跟的方向推压3~5分钟。也可以艾灸刺激1~2分钟，不要太过强烈。

20. 至阴穴

📍 定位：在足趾，小趾末节外侧，趾甲根角侧后方0.1寸（指寸）。

➕ 主治：头痛、目痛、鼻塞、鼻出血、胸胁痛、遗精等。

✋ 按摩：拇指指尖垂直按压1~3分钟，力度宜轻。也可以用发夹或牙签束刺激。

21. 隐白穴

📍 定位：在足趾，大趾末节内侧，趾甲根角侧后方0.1寸（指寸）。

➕ 主治：月经过多、腹胀、便血、尿血、暴泄、多梦等。

✋ 按摩：拇指指尖垂直掐按1~3分钟，以有刺痛感为宜，每日2次。也可以用发夹或牙签束刺激。

足内侧反射区及常用穴位

　　足内侧反射区包含颈椎、胸椎、腰椎、骶骨、坐骨神经、腹股沟、髋关节、内尾骨、前列腺或子宫、尿道和阴道等反射区。足内侧常用穴位有太溪、大都、公孙等穴。

足部保养方法

选择合脚的鞋子：如果鞋子太小，不仅影响走路，而且还会影响到脚部血液循环，时间长了还会影响到脚部骨骼健康。如果鞋子太大，走路时会脱落，给日常生活带来诸多不便。

少穿高跟鞋：如果鞋跟过高，很容易造成脚踇趾外翻，还可能造成小腿静脉曲张。尤其是正处在成长发育期的青少年女性，更不能穿高跟鞋，以免影响身体发育，严重者还会导致骨骼变形。

鞋袜干净透气：鞋子要干净透气，鞋垫要经常更换。袜子最好选择纯棉、透气、舒适的，要经常换洗。

避免让脚受伤：平时应注意安全，避免扭伤、划伤、刺伤、烧伤、烫伤足部。

1. 颈椎反射区

● 定位：双足踇趾内侧趾骨上端横纹尽头。

✚ 主治：颈项僵硬、颈项酸痛以及其他各种颈椎病变。

✋ 按摩：用拇指指腹按揉1~3分钟。也可用牙签束或发夹刺激。

2. 胸椎反射区

● 定位：双足足弓内侧第一跖骨至楔骨关节处。

✚ 主治：肩背酸痛、胸椎骨刺、腰脊强痛、胸椎间盘突出等。

✋ 按摩：用拇指指腹沿足趾向踝关节方向推按1~3分钟。

3. 腰椎反射区

● 定位：双足足弓内侧缘楔骨至舟骨下方。

✚ 主治：腰背酸痛、腰椎骨质增生、腰脊强痛、腰椎间盘突出、腰肌劳损等。

✋ 按摩：用拇指指腹推按1~3分钟。

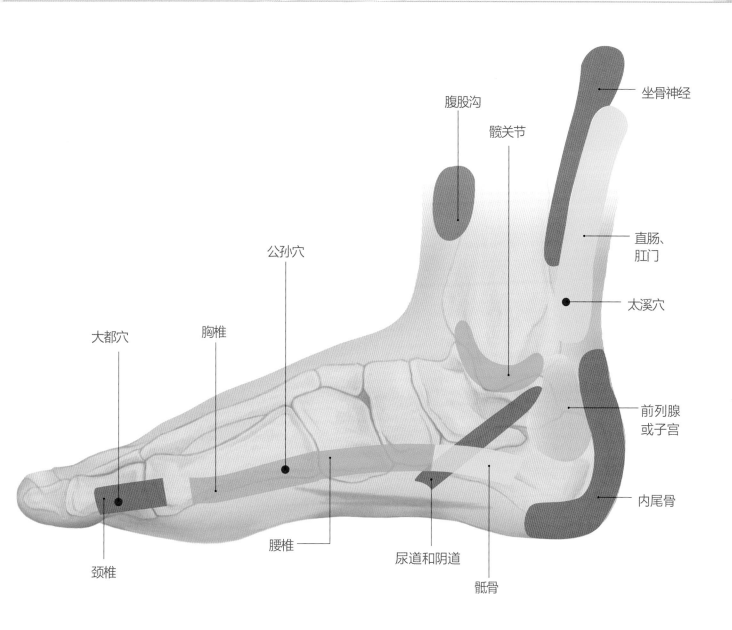

坐骨神经

腹股沟

髋关节

直肠、肛门

太溪穴

公孙穴

前列腺或子宫

大都穴

胸椎

内尾骨

腰椎

尿道和阴道

颈椎

骶骨

4. 骶骨反射区

📍 定位：双足足弓内侧缘距骨、跟骨下方。

➕ 主治：骶骨受伤、骶骨骨质增生、坐骨神经痛等。

✋ 按摩：用拇指指腹推按 1~3 分钟。也可用牙签束刺激。

5. 足内侧坐骨神经反射区

📍 定位：双足内踝关节起，沿胫骨后缘向上延伸两个手掌左右。

➕ 主治：坐骨神经痛、脚抽筋等。

✋ 按摩：用拇指指腹按揉1~3 分钟。

6. 腹股沟反射区

📍 定位：双足内踝尖上方胫骨凹陷处。

➕ 主治：疝气、小腹胀痛等。

✋ 按摩：用拇指指腹点按反射区1~3 分钟，力度宜柔和。

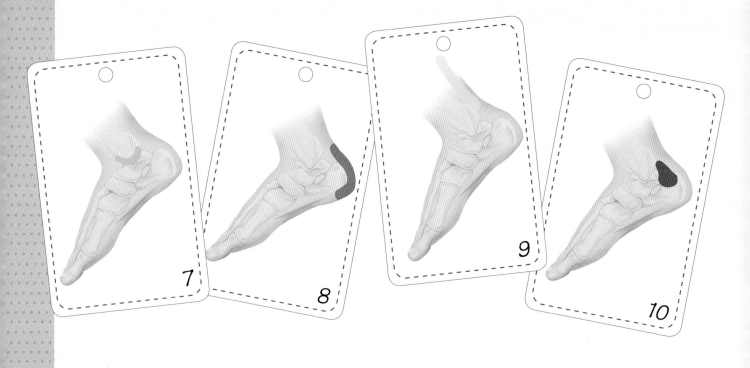

7. 足内侧髋关节反射区

📍 定位：双足内踝下缘。

➕ 主治：髋关节痛、坐骨神经痛、腰背痛、两胯无力等。

✋ 按摩：用拇指指腹推按，从前下方向后上方，沿弧度推按1~2分钟。

8. 内尾骨反射区

📍 定位：双足跟骨结节处，沿跟骨下方转向根骨上方，呈"L"形区域，内侧为内尾骨反射区。

➕ 主治：坐骨神经痛、尾骨受伤后遗症等。

✋ 按摩：用食指中节桡侧面刮反射区1~3分钟。

9. 直肠、肛门反射区

📍 定位：双腿内侧胫骨的后方与趾长屈肌腱之间，外踝后向上延伸的一带状区域。

➕ 主治：痔疮、直肠炎、便秘等。

✋ 按摩：用拇指指腹推按1~3分钟。也可用浴刷刺激。

10. 前列腺或子宫反射区

📍 定位：双足跟骨内侧与踝骨后下方形成的三角形区域内。

➕ 主治：前列腺炎、痛经等。

✋ 按摩：用拇指指腹按揉1~3分钟。也可用浴刷刺激。

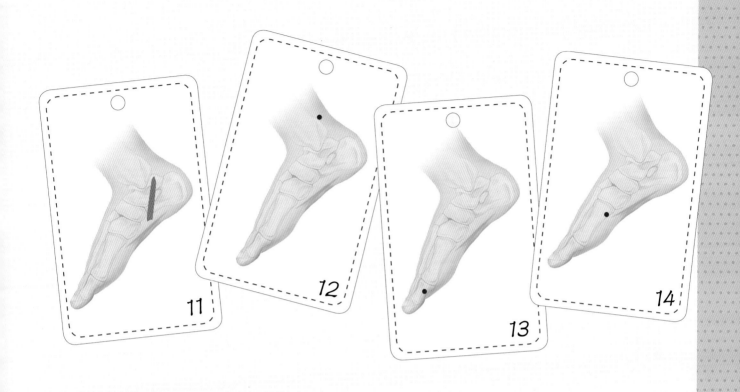

11. 尿道和阴道反射区

📍 **定位：** 双足足跟内侧，自膀胱反射区斜向上延伸至距骨与舟骨之间。

➕ **主治：** 尿道炎、阴道炎、尿道感染等。

✋ **按摩：** 用拇指指腹按揉1~3分钟。也可用浴刷刺激。

12. 太溪穴

📍 **定位：** 在踝区，内踝尖与跟腱之间的凹陷中。

➕ **主治：** 足跟肿痛、腿脚抽筋、阳痿、月经不调、视力减退、牙痛等。

✋ **按摩：** 拇指弯曲，从上往下刮按1~3分钟，以有胀痛感为宜，但不可用力过度。也可以用艾灸刺激10~15分钟，不要太过强烈。

13. 大都穴

📍 **定位：** 在足趾，第一跖趾关节前下方赤白肉际凹陷中。

➕ **主治：** 腹胀、腹痛、胃痛、消化不良、泄泻、便秘、胸满、心痛、心烦等。

✋ **按摩：** 用拇指指尖垂直掐按1~3分钟，每日2次。也可以用艾灸刺激10~15分钟，不要太过强烈。

14. 公孙穴

📍 **定位：** 在跖区，第一跖骨底的前下缘赤白肉际处。

➕ **主治：** 月经过多、面色萎黄、胃痛、腹胀、消化不良、食欲不振等。

✋ **按摩：** 用拇指指腹垂直按揉1~3分钟，有酸、麻、痛的感觉为宜，每天早、晚各1次。也可以艾灸刺激1~2分钟，不要太过强烈。

足外侧反射区及常用穴位

足外侧反射区包括足外侧髋关节、肩关节、生殖腺、外尾骨、下腹部、坐骨神经、肩胛骨、肘关节、膝关节等反射区。足外侧常用穴位包括申脉、足通谷、足临泣等穴。

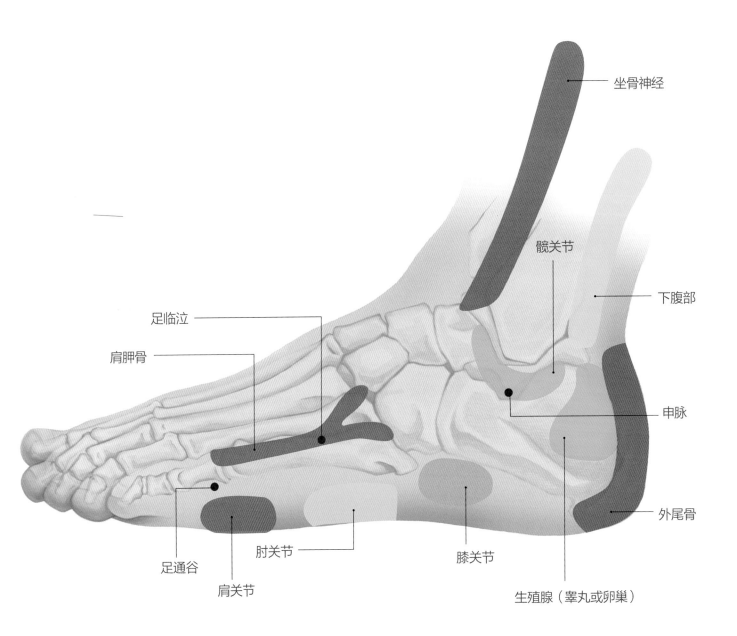

坐骨神经

髋关节

下腹部

足临泣

肩胛骨

申脉

外尾骨

足通谷

肘关节

膝关节

肩关节

生殖腺（睾丸或卵巢）

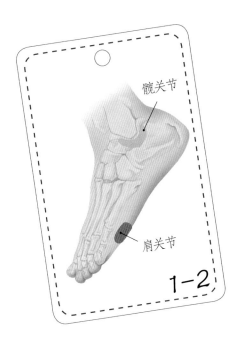

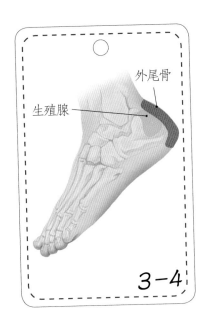

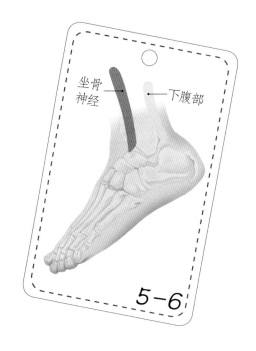

1. 足外侧髋关节反射区

📍 定位：双足外踝下缘。

➕ 主治：髋关节痛、坐骨神经痛、腰背痛、两胯无力等。

✋ 按摩：用拇指指腹推按，从前下方向后上方，沿弧度推按1~2分钟。

2. 肩关节反射区

📍 定位：双足足掌外侧第五跖趾关节处。

➕ 主治：颈项僵硬、颈项酸痛、头晕、头痛、落枕以及其他各种颈椎病变。

✋ 按摩：用拇指指腹按揉1~3分钟。

3. 足外侧生殖腺反射区

📍 定位：双足外踝后下方呈三角形区域内。

➕ 主治：痛经、月经不调、不孕、性功能低下、更年期综合征等。

✋ 按摩：用拇指指腹按揉1~2分钟。也可用牙签束或发夹刺激。

4. 外尾骨反射区

📍 定位：双足跟骨结节处，沿跟骨后下方转向上方，呈"L"形区域，外侧为外尾骨反射区。

➕ 主治：坐骨神经痛、尾骨受伤后遗症等。

✋ 按摩：用食指中节桡侧面刮1~3分钟。

5. 下腹部反射区

📍 定位：双足外侧腓骨后方，自外踝骨后方向上延伸四横指的带状区域。

➕ 主治：经期紧张、月经不调、腹部胀痛等。

✋ 按摩：用拇指指腹用力推按1~2分钟。

6. 足外侧坐骨神经反射区

📍 定位：自双足外踝关节起，沿腓骨前侧向上延伸两个手掌左右。

➕ 主治：坐骨神经痛、脚抽筋等。

✋ 按摩：用拇指指腹按揉1~3分钟。

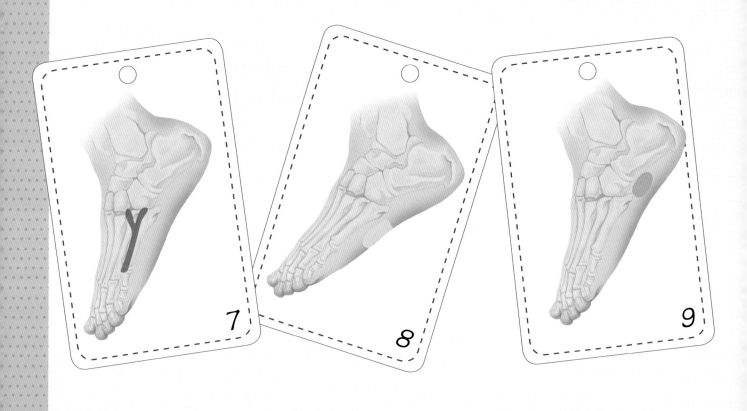

7. 肩胛骨反射区

📍 定位：双足足背沿第四跖骨与第五跖骨至骰骨处，呈"Y"形。

➕ 主治：肩周炎、肩背酸痛、肩关节活动障碍等。

✋ 按摩：用拇指指腹沿足趾向踝关节方向推按1~3分钟。

8. 肘关节反射区

📍 定位：双足外侧第五跖骨下端，接近跖骨粗隆处。

➕ 主治：肘关节酸痛、肘关节炎、肘关节受伤、臂膊疼痛、手臂麻木等。

✋ 按摩：用拇指指腹按压1~3分钟。也可用牙签束或发夹刺激。

9. 膝关节反射区

📍 定位：双足外侧第五跖骨与跟骨前缘所形成的凹陷处。

➕ 主治：膝关节炎、膝关节痛、膝关节受伤、韧带损伤、脂肪垫损伤等。

✋ 按摩：用拇指指腹按压1~3分钟，力度均匀并逐次加重。

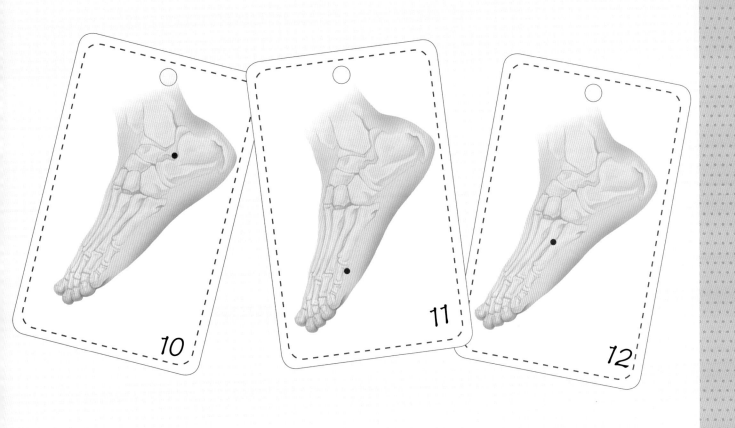

10. 申脉穴

📍 定位：在踝区，外踝尖直下，外踝下缘与跟骨之间的凹陷中。

➕ 主治：失眠、癫狂、痫症、中风不省人事、偏正头痛、眩晕等。

🖐 按摩：用拇指指腹垂直按压1~3分钟，以有酸胀的感觉为宜。也可以用艾灸刺激10~15分钟，不要太过强烈。

11. 足通谷穴

📍 定位：在足趾，第五跖趾关节的近端，赤白肉际处。

➕ 主治：头痛、项强、目眩、鼻出血等。

🖐 按摩：用拇指指腹按揉，左右穴各按1~3分钟。也可以用艾灸刺激10~15分钟，不要太过强烈。

12. 足临泣穴

📍 定位：在足背，第四、第五跖骨底结合部的前方，第五趾长伸肌腱外侧凹陷中。

➕ 主治：落枕、目眩、头痛、胸胁疼痛、膝关节肿痛、月经不调、乳腺炎等。

🖐 按摩：拇指弯曲，用指甲垂直掐按穴位1~3分钟，以有酸、胀、痛的感觉为宜。也可以用艾灸刺激5~10分钟，不要太过强烈。

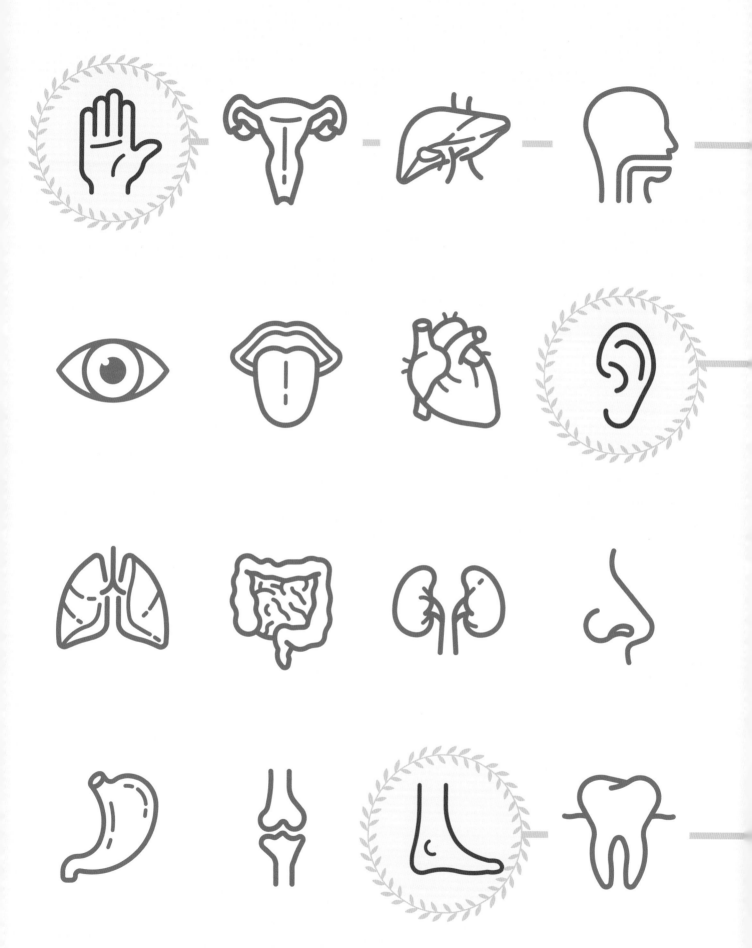

第三章
手部反射区按摩，
改善脏腑功能

五脏六腑在手部都有对应的反射区，经常按摩手部对应的人体反射区，是一种简便、有效的自我保健方式。按揉肺和支气管反射区可以缓解咳嗽、痰多等症状；经常按摩手掌底部的膀胱、生殖腺等反射区，有助于增强泌尿生殖系统的功能。

手掌反射区

　　手掌面主要集中了与人体呼吸系统、消化系统、生殖系统、循环系统相关的反射区，如肺、心、脾、胃、肾、膀胱、肝等反射区。

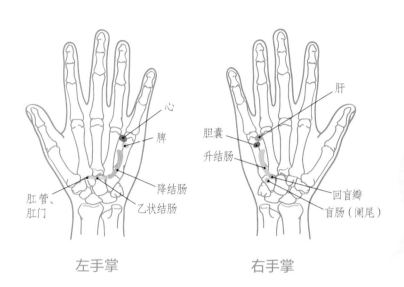

左手掌　　　　　　右手掌

> 心、脾、降结肠、乙状结肠、肛管、肛门等反射区只有左手掌有；肝、胆囊、升结肠、回盲瓣、盲肠（阑尾）等反射区只有右手掌有；其余反射区两手掌均有，左右对称。

手部保养方法

如果平时不注意手部的护理保养，手部容易出现脱皮、开裂、干燥、粗糙等问题。

注意保暖： 要做好手部保暖工作。尤其是在寒冷的冬天，更要注意手部保暖，避免冻伤。

戴防护手套： 做家务或从事易伤手的工作时，应戴上防护手套，避免双手直接或间接受到伤害。

洗手有讲究： 将双手浸湿，使用温和无刺激的洗手液，将手腕、手掌、手背、指缝间、指甲缝逐一清洗干净。擦干水后，再涂上具有滋润保湿作用的护手霜。

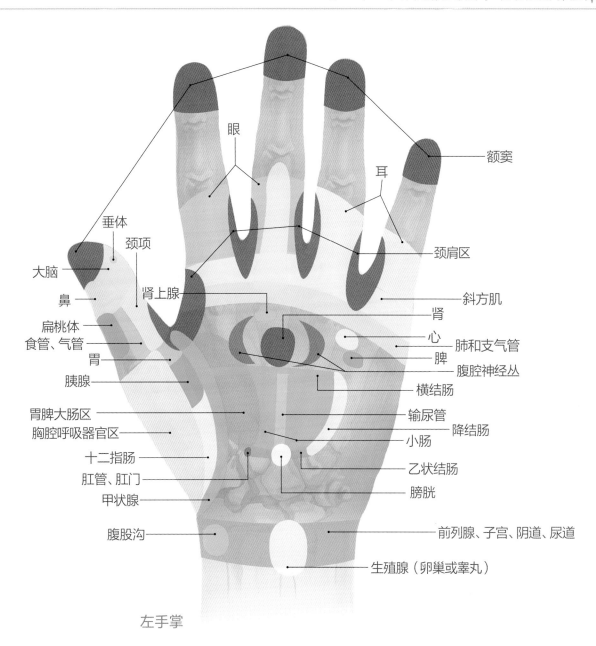

眼
额窦
耳
垂体
颈项
大脑
鼻
肾上腺
颈肩区
扁桃体
食管、气管
胃
胰腺
斜方肌
肾
心
肺和支气管
脾
腹腔神经丛
横结肠
胃脾大肠区
胸腔呼吸器官区
十二指肠
肛管、肛门
甲状腺
输尿管
降结肠
小肠
乙状结肠
膀胱
腹股沟
前列腺、子宫、阴道、尿道
生殖腺（卵巢或睾丸）

左手掌

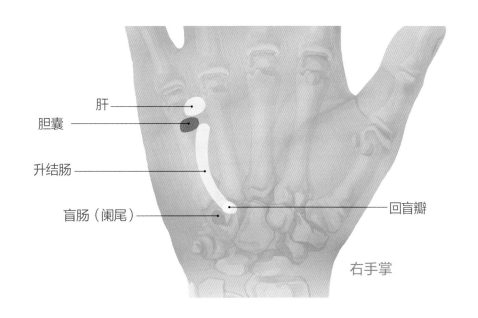

肝
胆囊
升结肠
盲肠（阑尾）
回盲瓣

右手掌

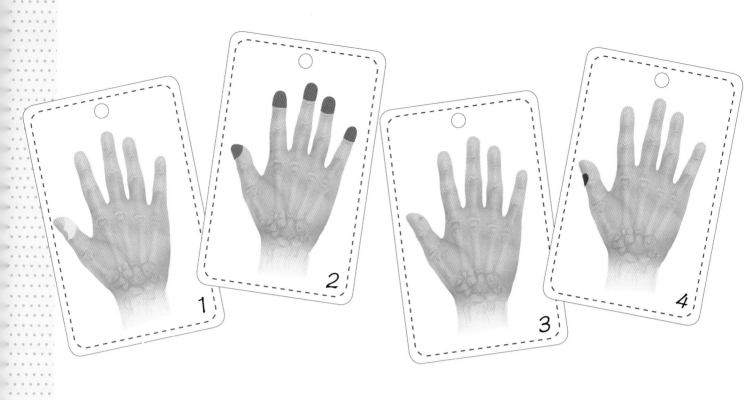

~~~~~~~~~~~~~~~~~~~~

1. 大脑反射区

📍 定位：在双手掌面拇指指腹。

➕ 主治：头晕、头痛、感冒、神经衰弱等。

✋ 按摩：用拇指指端按揉反射区1分钟。

~~~~~~~~~~~~~~~~~~~~

2. 额窦反射区

📍 定位：在双手掌各个手指尖。

➕ 主治：鼻窦炎、头晕、头痛、感冒、发热、失眠，及眼、耳、口、鼻疾病。

✋ 按摩：用拇指指腹由指尖向指根方向推按或掐按2分钟。

~~~~~~~~~~~~~~~~~~~~

3. 垂体反射区

📍 定位：在双手拇指指腹中心。

➕ 主治：内分泌失调，甲状腺、甲状旁腺、肾上腺、生殖腺、脾、胰等功能失调，更年期综合征等。

✋ 按摩：用拇指指甲掐按，或用牙刷柄点按1分钟。

~~~~~~~~~~~~~~~~~~~~

4. 鼻反射区

📍 定位：在双手拇指第二节桡侧，赤白肉际。

➕ 主治：鼻塞、流涕、鼻窦炎、过敏性鼻炎及上呼吸道感染等。

✋ 按摩：用拇指和食指揉捏3~5分钟。

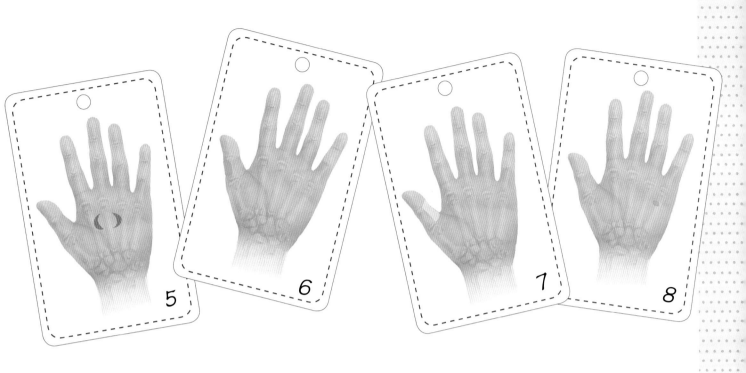

5. 腹腔神经丛反射区

📍 定位：双手掌面，第二、第三掌骨和第三、第四掌骨之间，肾反射区的两侧。

➕ 主治：胃肠功能紊乱、腹痛、腹胀、腹泻、呃逆、更年期综合征、烦躁、失眠等。

✋ 按摩：沿着肾反射区两侧，用拇指指腹由指端向手腕方向推按1~2分钟，每日2次，动作连续均匀，力度适中。

6. 扁桃体反射区

📍 定位：双手拇指近节背侧肌腱的两侧。

➕ 主治：扁桃体炎、上呼吸道感染、发热等。

✋ 按摩：用拇指指腹向指尖方向推按，每侧1~2分钟，每日2次，动作连续均匀，力度适中。

7. 颈项反射区

📍 定位：双手拇指近节掌侧和背侧。

➕ 主治：颈项酸痛、颈项僵硬、头晕、头痛、流鼻血、高血压、落枕等。

✋ 按摩：用拇指指腹向指根方向全方位推按1~2分钟，每日2次，动作连续均匀，力度适中。

8. 脾反射区

📍 定位：在左手掌面，第四、第五掌骨远端之间。

➕ 主治：食欲不振、消化不良、皮肤病等。

✋ 按摩：用拇指指尖点按1~2分钟，每日2次，动作连续均匀，力度适中。

9. 肺和支气管反射区

📍 定位：肺反射区在双手掌面，横跨第二、第三、第四、第五掌骨，靠近掌指关节的带状区域；支气管反射区在双手中指第三近节指骨。

➕ 主治：肺炎、支气管炎、肺气肿、胸闷等。

✋ 按摩：用拇指从尺侧向掌侧推按10~20次，由中指根部向指尖方向推按10~20次，掐按中指根部敏感点10~30次。

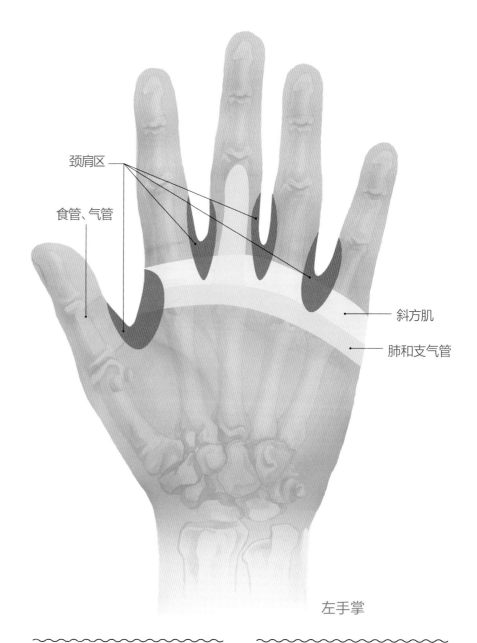

颈肩区
食管、气管
斜方肌
肺和支气管
左手掌

10. 食管、气管反射区

📍 定位：双手拇指近节指骨桡侧赤白肉际处。

➕ 主治：食管炎、气管炎等。

✋ 按摩：用拇指指腹向指根方向推按1~2分钟，每日2次，动作连续均匀，力度适中。

11. 斜方肌反射区

📍 定位：在双手掌侧面，眼、耳反射区的下方，呈横带状区域。

➕ 主治：颈肩背部疼痛、颈椎病、落枕等。

✋ 按摩：用拇指指腹从尺侧向桡侧推按1~2分钟，每日2次，动作连续均匀，力度适中。

12. 颈肩区反射区

📍 定位：双手各指根部近节指骨的两侧及各掌指关节结合部，手背为颈肩后区，手掌为颈肩前区。

➕ 主治：颈肩部病痛，如肩周炎、颈椎病、肩部软组织损伤、落枕等。

✋ 按摩：用拇指指腹向指根推按1~2分钟，每日2次，动作连续均匀，力度适中。

13. 甲状腺反射区

📍 **定位**：在双手掌面，第一、第二掌骨之间，由近心端弯向虎口方向，呈一弯带状区域。

➕ **主治**：甲状腺功能亢进或减退、甲状腺炎、心悸、失眠、感冒、烦躁、肥胖等。

✋ **按摩**：用拇指指腹从桡侧赤白肉际处向虎口推按1~2分钟，每日2次，动作连续均匀，力度适中。

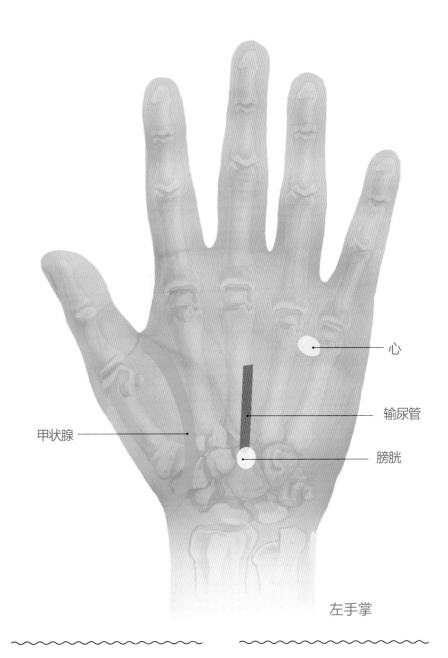

心

输尿管

膀胱

甲状腺

左手掌

14. 心反射区

📍 **定位**：左手掌侧，第四、第五掌骨之间，掌骨远端处。

➕ **主治**：心律不齐、循环系统疾病等。

✋ **按摩**：用拇指指腹向手指方向推按1~2分钟，每日2次，动作连续均匀，力度适中。

15. 膀胱反射区

📍 **定位**：在双手掌面大、小鱼际交接处的凹陷中。

➕ **主治**：膀胱炎、尿道炎、膀胱结石、动脉硬化等。

✋ **按摩**：用拇指指腹向手腕方向推按1~2分钟，每日2次，动作连续均匀，力度适中。

16. 输尿管反射区

📍 **定位**：在双手掌面，膀胱反射区和肾反射区之间的带状区域。

➕ **主治**：输尿管炎、输尿管结石、输尿管狭窄、高血压、动脉硬化、风湿症、泌尿系统感染等。

✋ **按摩**：用拇指指腹向手腕方向推按1~2分钟，每日2次，动作连续均匀，力度适中。

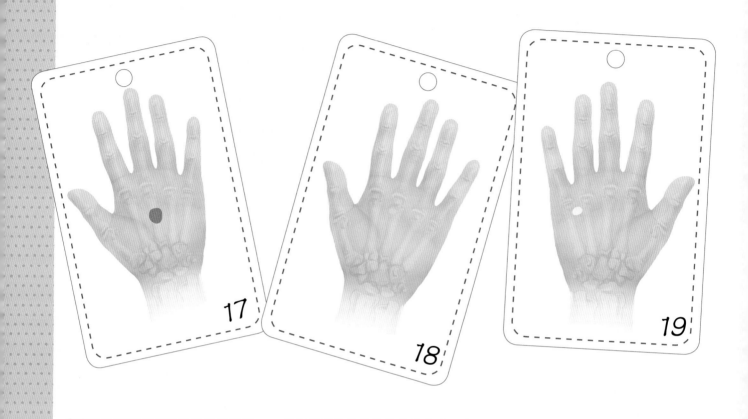

17. 肾反射区

📍 定位：在双手掌面第三掌骨中点，即手心处，相当于劳宫穴的位置。

➕ 主治：肾炎、肾结石、游走肾、肾功能不良、腰痛、泌尿系统感染、高血压、浮肿等。

✋ 按摩：用拇指指腹按压1~2分钟，每日2次，动作连续均匀，力度适中。

18. 肾上腺反射区

📍 定位：双手掌侧，第二、第三掌骨体远端之间。

➕ 主治：头晕、高血压、指端麻痹、手掌多汗、掌中热等。

✋ 按摩：用拇指指尖点按1~2分钟，每日2次，力度宜轻柔，不要损伤皮肤。

19. 肝反射区

📍 定位：右手掌侧，第四、第五掌骨体之间近掌骨头处。

➕ 主治：肝硬化、腹痛、消化不良、腹胀、眩晕、眼病、脾气暴躁等。

✋ 按摩：用拇指与食指揉捏1分钟，力度以能感觉到酸胀为宜。

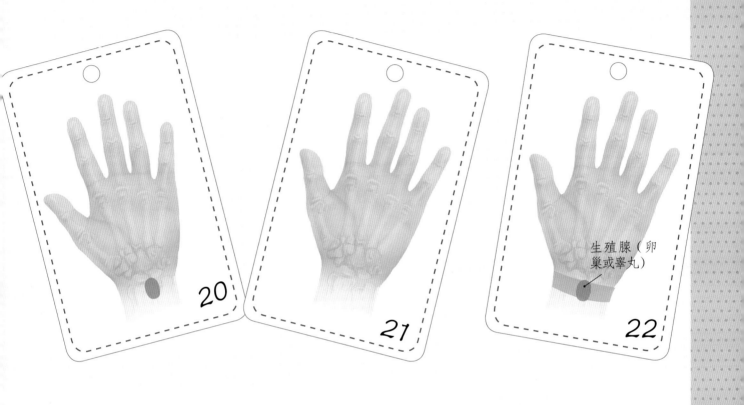

生殖腺（卵巢或睾丸）

20

21

22

〜〜〜〜〜〜〜〜〜〜

20. 生殖腺（卵巢或睾丸）反射区

📍 定位：双手掌根，腕横纹的中部，相当于大陵穴处。

➕ 主治：前列腺增生、月经不调、痛经等。

✋ 按摩：用拇指指腹按揉1~2分钟，每日2次，动作连续均匀，力度适中。

〜〜〜〜〜〜〜〜〜〜

21. 胃反射区

📍 定位：双手第一掌骨体远端。

➕ 主治：胃痛、胃胀、胃酸过多、消化不良、胃下垂、恶心、呕吐等。

✋ 按摩：用拇指指腹按揉反射区，力度可略重，每次持续3分钟，每日3次。也可用牙签束或发夹刺激。

〜〜〜〜〜〜〜〜〜〜

22. 前列腺、子宫、阴道、尿道反射区

📍 定位：在双手掌腕横纹上，生殖腺反射区两侧的带状区域。

➕ 主治：前列腺增生、前列腺炎、子宫肌瘤、子宫内膜炎、宫颈炎、阴道炎、白带异常、尿道炎、尿路感染等。

✋ 按摩：用拇指指腹由中间向两侧各推1~2分钟，每日2次，动作连续均匀，力度适中。

23. 胰腺反射区

📍 定位：在双手胃反射区和
十二指肠反射区之间，第一
掌骨体中部。

➕ 主治：胰腺炎、消化不良等。

✋ 按摩：用拇指指腹向手腕方
向推按1~2分钟，每日2次，
动作连续均匀，力度适中。

24. 十二指肠反射区

📍 定位：在双手掌面，第一
掌骨体近端，胰腺反射
区的下方。

➕ 主治：十二指肠溃疡、食欲
不振、消化不良、腹胀等。

✋ 按摩：用拇指指腹向手腕方
向推按1~2分钟，每日2次，
动作连续均匀，力度适中。

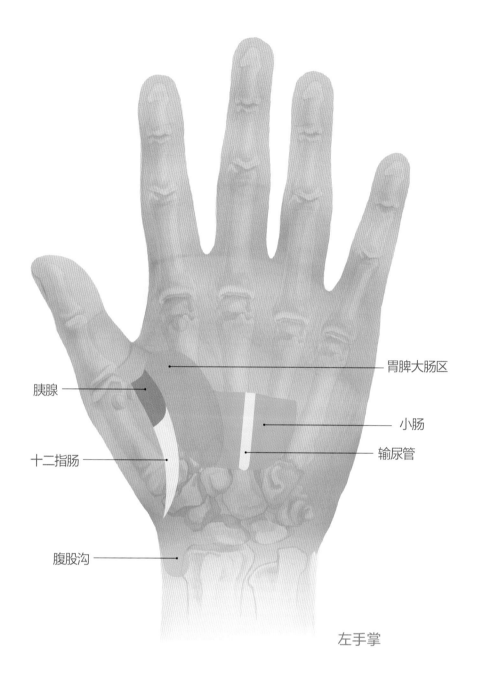

胰腺

十二指肠

腹股沟

胃脾大肠区

小肠

输尿管

左手掌

25. 腹股沟反射区

📍 定位：双手掌侧腕横纹的桡
侧端，桡骨头凹陷中，相当
于太渊穴处。

➕ 主治：性功能低下、前列腺
增生、生殖系统病变、疝气、
小腹胀痛等。

✋ 按摩：用拇指指腹按揉1~2
分钟，每日2次，动作连续
均匀，力度适中。

26. 小肠反射区

📍 定位：双手掌中部凹陷中，
各结肠反射区包围的部分。

➕ 主治：肠炎、消化不良、食
欲不振、肠胃胀闷等。

✋ 按摩：用拇指指腹向手腕方
向快速、均匀地推按1~2分
钟，每日2次，力度适中。

27. 胃脾大肠区
反射区

📍 定位：双手掌面，第一、第
二掌骨之间的椭圆形区域。

➕ 主治：腹痛、腹胀、腹泻、
消化不良、便秘、肛裂等。

✋ 按摩：用拇指指腹推按、推
揉或用指尖掐揉3分钟，力
度略重，每日3次。也可用
牙签束或发夹进行刺激。

28. 横结肠反射区

📍 定位：右手掌侧升结肠反射区上端与虎口之间的带状区域；左手掌侧虎口与降结肠反射区上端之间的带状区域。

➕ 主治：腹泻、腹胀、腹痛、结肠炎、便秘等。

✋ 按摩：左手自尺侧向桡侧推按，右手自桡侧向尺侧推按，每侧推按1~2分钟，每日2次，动作连续均匀，力度适中。

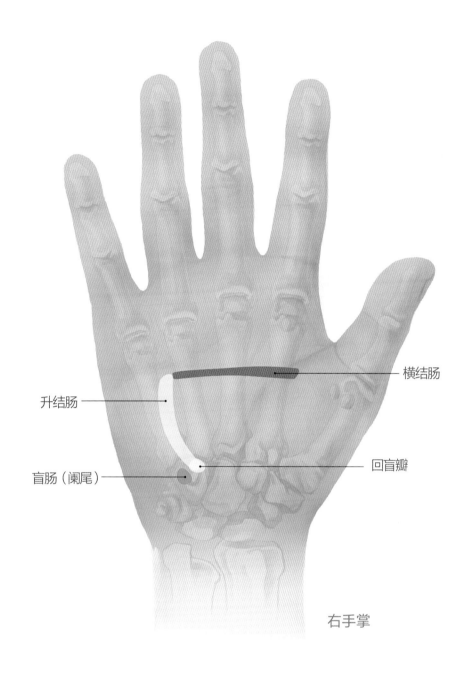

升结肠

横结肠

盲肠（阑尾）

回盲瓣

右手掌

29. 回盲瓣反射区

📍 定位：右手掌侧，第四、第五掌骨底与钩骨结合部近桡侧。

➕ 主治：下腹胀、腹痛等。

✋ 按摩：用拇指指腹按揉1~2分钟，每日2次，动作连续均匀，力度适中。

30. 盲肠（阑尾）反射区

📍 定位：右手掌侧，第四、第五掌骨底与钩骨结合部近尺侧。

➕ 主治：腹胀、腹泻、消化不良、阑尾炎等。

✋ 按摩：用拇指指腹按揉1~2分钟，每日2次，动作连续均匀，力度适中。

31. 升结肠反射区

📍 定位：右手掌侧，第四、第五掌骨之间，由回盲瓣反射区上行至约与虎口水平的带状区域。

➕ 主治：便秘、腹痛、肠炎、腹泻等。

✋ 按摩：用拇指指腹向手指方向推按1~2分钟，每日2次，动作连续均匀，力度适中。

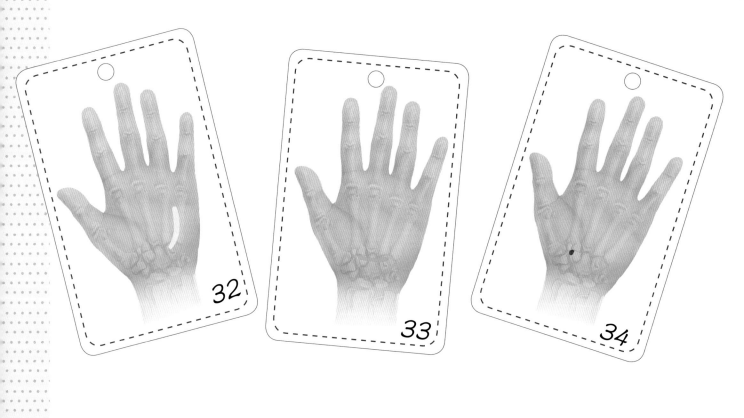

32. 降结肠反射区

📍 定位：左手掌侧，第四、第五掌骨之间，自与虎口齐平的位置至钩骨之间的带状区域。

➕ 主治：腹泻、腹痛、腹胀、肠炎、便秘等。

🖐 按摩：用拇指指腹向手腕方向推按1~2分钟，每日2次，动作连续均匀，力度适中。

33. 乙状结肠反射区

📍 定位：左手掌侧，第五掌骨底与钩骨交接的腕掌关节处至第一、第二掌骨结合部的带状区域。

➕ 主治：腹痛、腹胀、腹泻、便秘等。

🖐 按摩：用拇指指腹由尺侧向桡侧推按1~2分钟，每日2次，动作连续均匀，力度适中。

34. 肛管、肛门反射区

📍 定位：左手掌侧，第二腕掌关节处，乙状结肠反射区的末端。

➕ 主治：便秘、便血、肛周炎、痔疮等。

🖐 按摩：用拇指指腹推按反射区1~2分钟，每日2次，动作连续均匀，力度适中。

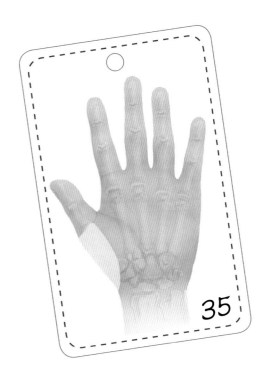

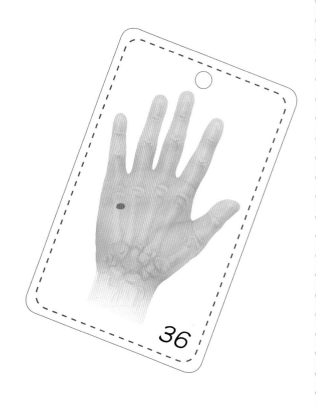

35. 胸腔呼吸器官区反射区

📍 **定位**：双手掌侧，拇指指间关节横纹至腕横纹之间的区域。

➕ **主治**：胸闷、气喘、咳嗽、肺炎、支气管炎、哮喘等。

✋ **按摩**：用拇指指腹向腕横纹推按 1~2 分钟，每日 2 次，动作连续均匀，力度适中。

36. 胆囊反射区

📍 **定位**：右手掌侧，第四、第五掌骨之间，肝反射区的腕侧下方。

➕ **主治**：胆囊炎、胆结石、厌食、消化不良、胃肠功能紊乱等。

✋ **按摩**：用拇指指腹按压或用拇指、食指揉捏 1~2 分钟，每日 2 次，动作连续均匀，力度适中。

手背反射区

　　手背反射区主要集中了与人体运动系统和免疫系统密切相关的反射区，包括颈椎、腰椎、胸椎、骶骨、尾骨、头颈淋巴结等反射区。在对手背反射区进行按摩时，不能用力过猛，用力要先轻后重，逐渐增加力量。

> 左右两侧手背反射区相同。

手部保养方法

手是我们身体重要的一部分。在日常生活中，无论是工作学习还是娱乐活动都离不开双手。因此，双手的保养非常重要。

温水泡手：晚上洗漱时，可以用温水泡手5分钟。还可以在专业医师的指导下，加入活血化瘀的中药，这样可促进手部血液循环，改善手臂酸痛等问题。

涂护手霜：手部肌肤特别容易干燥，要选择合适的护手霜来滋润手部。另外，每晚睡前也要涂好护手霜，让双手在晚上也能得到滋养。

定期去角质：选择专门的手部去角质产品，如磨砂膏等。将磨砂膏涂在手部，然后再进行适当按摩，磨砂膏中的磨砂颗粒有助于祛除手上的死皮和老旧角质，让手变得光洁嫩滑。

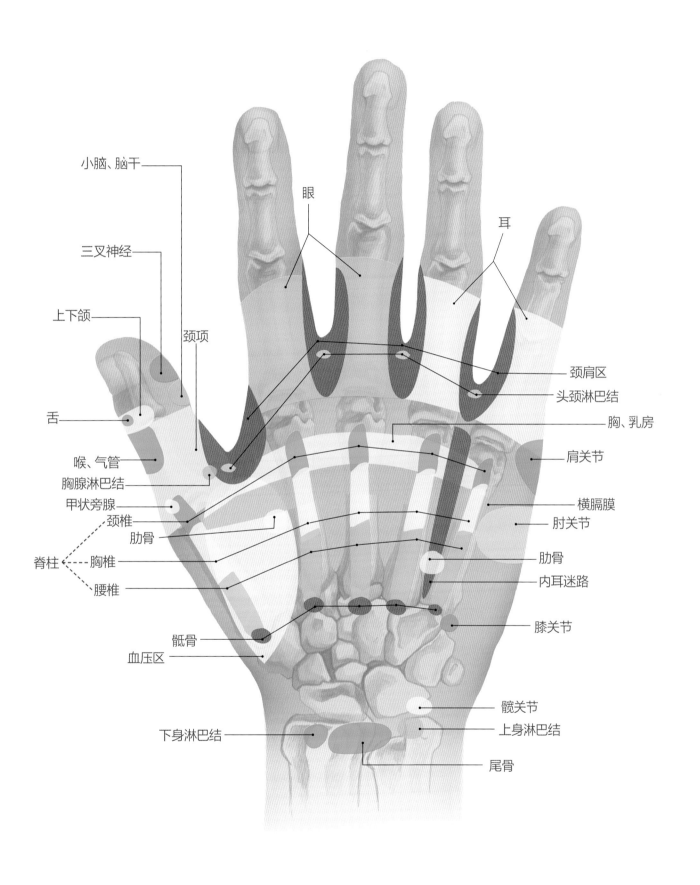

小脑、脑干

三叉神经

上下颌

颈项

舌

喉、气管

胸腺淋巴结

甲状旁腺

颈椎

肋骨

脊柱 胸椎

腰椎

骶骨

血压区

下身淋巴结

眼

耳

颈肩区

头颈淋巴结

胸、乳房

肩关节

横膈膜

肘关节

肋骨

内耳迷路

膝关节

髋关节

上身淋巴结

尾骨

本图只显示手背
部分反射区

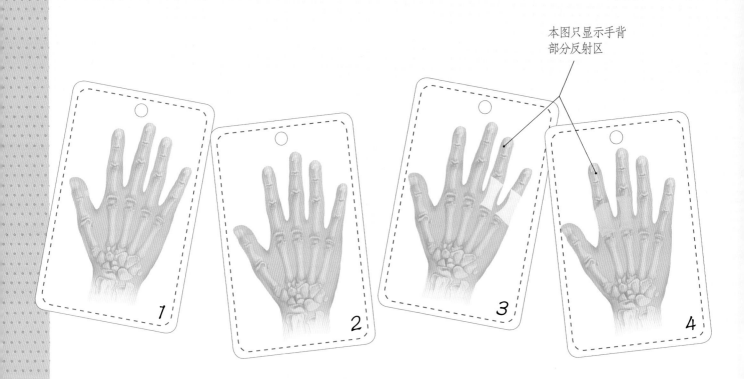

1. 小脑、脑干反射区

📍 定位：在双手掌侧，拇指指腹尺侧面。

➕ 主治：脑震荡、高血压、头晕、头痛、失眠、
感冒、肌肉紧张、肌腱关节疾病等。

🖐 按摩：用拇指指腹由指尖向指根方向推按或
掐按2分钟。

2. 三叉神经反射区

📍 定位：在双手掌面，拇指指腹尺侧缘的远端，
小脑、脑干反射区的上方。

➕ 主治：面部神经麻痹、偏头痛、失眠、感冒、
神经痛等。

🖐 按摩：用拇指向虎口方向推按或掐按1分钟。

3. 耳反射区

📍 定位：在双手掌和手背第四、第五指根部。

➕ 主治：耳鸣、重听等。

🖐 按摩：用拇指指尖寻找敏感点掐按或点按，
每侧5~10次，用力宜轻柔，动作宜协调、
有规律。

4. 眼反射区

📍 定位：在双手掌和手背第二、第三指根部。

➕ 主治：近视、远视、青光眼、白内障、怕
光流泪、老花眼等。

🖐 按摩：用拇指由桡侧向尺侧推按，掌面、背
面各30~50次，着力部位要紧密接触，做到
轻而不浮、重而不滞。

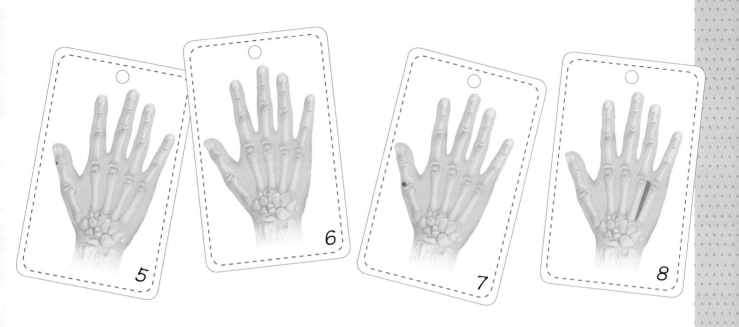

5. 舌反射区

📍 定位：双手拇指背侧，指间关节横纹的中央处。

➕ 主治：口腔溃疡、味觉异常等。

✋ 按摩：用拇指指尖掐按或点按1~2分钟，每日2次，动作连续均匀，力度适中。

6. 上下颌反射区

📍 定位：双手拇指背侧，指间关节横纹上下的带状区域，远端为上颌，近端为下颌。

➕ 主治：牙周炎、牙龈炎、龋齿、口腔溃疡等。

✋ 按摩：用拇指指腹由尺侧向桡侧推按1~2分钟，每日2次，动作连续均匀，力度适中。

7. 甲状旁腺反射区

📍 定位：在双手桡侧第一掌指关节背侧凹陷处。

➕ 主治：失眠、呕吐、恶心、指甲脆弱等。

✋ 按摩：用拇指指尖点按1~2分钟，每日2次，力度宜轻柔，不要损伤皮肤。

8. 内耳迷路反射区

📍 定位：双手背侧，起于第四、第五掌指关节骨缝前端，止于第四、第五腕掌关节之间。

➕ 主治：头晕、耳鸣、晕动症、高血压、低血压、平衡障碍等。

✋ 按摩：用拇指指腹推按反射区3~5分钟，力度宜柔和。

9. 喉、气管反射区

◉ 定位：双手拇指近节指骨背侧中央。

✚ 主治：上呼吸道感染、咽喉炎、气管炎、咳嗽、气喘等。

✋ 按摩：用拇指向手腕方向推按1~2分钟，每日2次，力度适中。

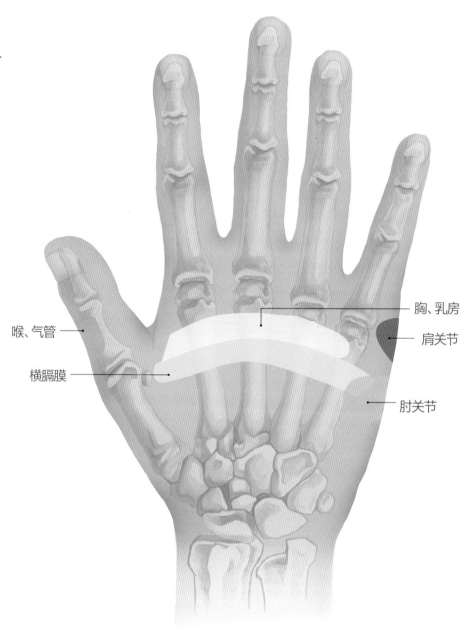

喉、气管

横膈膜

胸、乳房

肩关节

肘关节

10. 横膈膜反射区

◉ 定位：双手背侧，横跨第二、第三、第四、第五掌骨中部的带状区域。

✚ 主治：呃逆、恶心、呕吐、腹胀、腹痛等。

✋ 按摩：用拇指指腹由桡侧向尺侧推按1~2分钟，每日2次，动作连续均匀，力度适中。

11. 肩关节反射区

◉ 定位：在双手小指掌指关节后的赤白肉际处。

✚ 主治：肩关节周围炎、肩部损伤、手臂酸痛、手麻、白内障等。

✋ 按摩：用拇指指尖掐按1~2分钟，每日2次，动作连续均匀，力度适中。

12. 肘关节反射区

◉ 定位：双手背侧，第五掌骨体中部尺侧处。

✚ 主治：肘部疾病（如网球肘、尺骨鹰嘴滑囊炎、肱骨内上髁炎等）、上肢瘫痪、手臂麻木等。

✋ 按摩：用拇指指腹按揉1~2分钟，每日2次，动作连续均匀，力度适中。

13. 胸、乳房反射区

◉ 定位：在手背第二、第三、第四掌骨远端的带状区域。

✚ 主治：心脏病、乳房疾病等。

✋ 按摩：用拇指指腹推按1~2分钟，每日2次，动作连续均匀，力度适中。

14. 胸腺淋巴结反射区

🔘 定位：双手第一掌指关节的尺侧。

➕ 主治：发热、炎症、囊肿、子宫肌瘤、胸痛、免疫力低下等。

✋ 按摩：用拇指指尖点按1~2分钟，每日2次，力度适中。也可以用一束牙签刺激，注意不要刺破皮肤。

15. 头颈淋巴结反射区

🔘 定位：双手各手指根部的掌侧和背侧凹陷中。

➕ 主治：颈部淋巴结肿大、甲状腺肿、甲亢、牙痛等。

✋ 按摩：用拇指指尖点掐1~2分钟，每日2次，力度适中。也可以用一束牙签刺激，注意不要刺破皮肤。

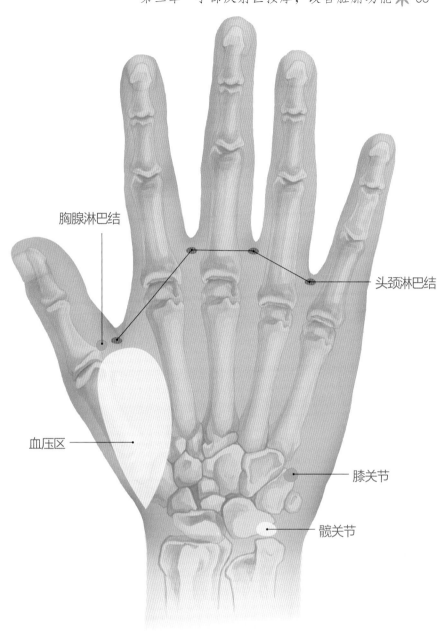

胸腺淋巴结

头颈淋巴结

血压区

膝关节

髋关节

16. 血压区反射区

🔘 定位：双手背侧，第一、第二掌骨和阳溪穴所包围的区域，以及食指近节指骨近端1/2的桡侧。

➕ 主治：高血压、低血压、眩晕、头痛等。

✋ 按摩：用掌心按揉10~20分钟，每日1次，动作连续均匀，力度轻柔。

17. 膝关节反射区

🔘 定位：双手第五掌骨近端尺侧缘与腕骨形成的凹陷中。

➕ 主治：膝关节炎、髌下滑囊炎、半月板损伤、侧副韧带损伤等。

✋ 按摩：用拇指指尖掐揉或点按1~2分钟，每日2次，动作连续均匀，力度适中。

18. 髋关节反射区

🔘 定位：双手背侧，尺骨与腕骨形成的凹陷中。

➕ 主治：髋关节疾病、坐骨神经痛、腰背痛等。

✋ 按摩：用拇指指腹按揉1~2分钟，每日2次，动作连续均匀，力度适中。

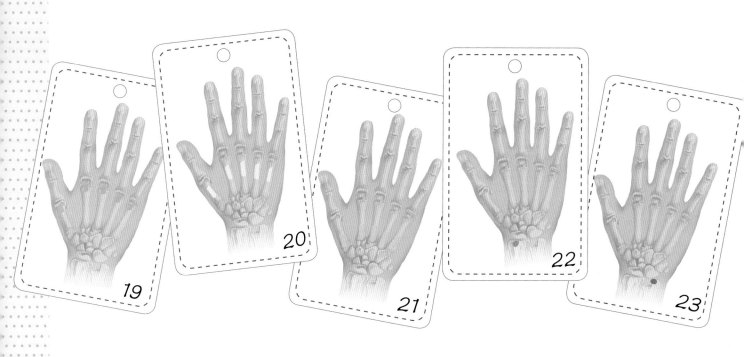

19. 颈椎反射区

📍 定位：双手背部，各掌骨背侧远端 1/5。

➕ 主治：颈项僵硬、颈项酸痛、头晕、头痛、落枕、各种颈椎病变等。

✋ 按摩：用拇指指腹向手腕方向推按 1~2 分钟。也可以用毛刷轻刷反射区 10~15 分钟。

20. 胸椎反射区

📍 定位：双手背部，各掌骨背侧中段 2/5。

➕ 主治：肩背酸痛、胸椎骨刺、腰脊强痛、胸椎间盘突出、胸闷、胸痛等。

✋ 按摩：用拇指指腹向手腕方向推按 1~2 分钟。也可以用毛刷轻刷反射区 10~15 分钟。

21. 腰椎反射区

📍 定位：双手背部，各掌骨背侧近端 2/5。

➕ 主治：腰背酸痛、腰椎骨刺、腰脊强痛、腰椎间盘突出、腰肌劳损等。

✋ 按摩：用拇指指腹向手腕方向推按 1~2 分钟。也可以用毛刷轻刷反射区 10~15 分钟。

22. 下身淋巴结反射区

📍 定位：在双手手背舟骨和桡骨交界处。

➕ 主治：发热、炎症、囊肿、子宫肌瘤、免疫力低下等。

✋ 按摩：用拇指指尖掐按 1~2 分钟，每日 2 次，力度适中。也可以用一束牙签刺激，注意不要刺破皮肤。

23. 上身淋巴结反射区

📍 定位：在双手手背月骨、三角骨和尺骨交界处。

➕ 主治：发热、炎症、囊肿、子宫肌瘤、免疫力低下等。

✋ 按摩：用拇指指尖掐按 1~2 分钟，每日 2 次，力度适中。也可以用一束牙签刺激，注意不要刺破皮肤。

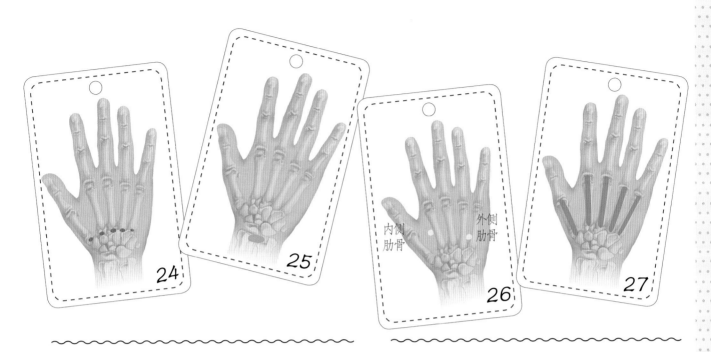

内侧肋骨　外侧肋骨

24. 骶骨反射区

📍 定位：双手背部，各腕掌关节结合处。

➕ 主治：骶骨受伤、骶骨骨刺、坐骨神经痛等。

✋ 按摩：用拇指指腹向手腕方向推按1~2分钟，每日2次，动作连续均匀，力度适中。

26. 肋骨反射区

📍 定位：双手背侧，内侧肋骨反射区位于第二掌骨体中部偏远端的桡侧；外侧肋骨反射区位于第四、第五掌骨之间，近掌骨底的凹陷中。

➕ 主治：胸膜炎、胸闷等。

✋ 按摩：用拇指指尖点按1~2分钟，每日2次，力度适中。也可用一束牙签刺激，注意不要刺破皮肤。

25. 尾骨反射区

📍 定位：双手背部，腕背横纹处。

➕ 主治：坐骨神经痛、尾骨受伤后遗症等。

✋ 按摩：找到敏感点，用拇指指尖掐按1~2分钟，每日2次，力度适中。也可用一束牙签刺激，注意不要刺破皮肤。

27. 脊柱反射区

➕ 定位：双手手背侧第一、第二、第三、第四、第五掌骨体。

📍 主治：颈椎病、落枕、背痛、腰痛等。

✋ 按摩：用拇指指腹向手腕方向推按1~2分钟，每日2次，动作连续均匀，力度适中。

手掌反射点及常用穴位

手掌反射点有小肠点、大肠点、脾点、肝点、肾点、心点、肺点等。常用穴位有大陵、少商、劳宫、神门等穴。

掌心的秘密

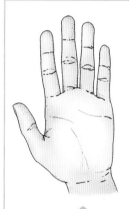

掌心偏白

贫血

掌心颜色偏白表明身体可能处在贫血或血虚的状态。

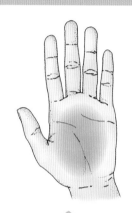

掌心偏红

阴虚内热

掌心颜色偏红是阴虚内热的表征，往往伴有口气或口臭。

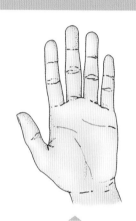

掌心发黄

脾虚

掌心颜色发黄是脾虚的表征，多代表脾胃功能下降。

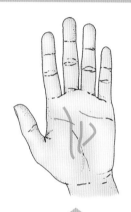

掌露青筋

气滞血淤

手掌处青筋明显是气滞血淤的表征，多提示身体处在亚健康状态。

手部按摩方法

手部按摩操作简单，方便易行，既可缓解疲劳，又可疏通经络，促进血液循环。

步骤一： 手掌手背互擦。将一手手掌搭在另一手手背上，用手掌摩擦手背。摩擦速度要均匀，连续摩擦 30~50 次。两手交替进行。

步骤二： 互搓指侧。两手手心相对，十指交叉，连续互搓 30~50 次。

步骤三： 按压指尖。两手手心相对，十指指尖用力相顶，连续按压 30~50 次。

步骤四： 旋拧手指。用一手拇指、食指旋拧另一手各指关节四周，每个关节连续做 30~50 次。两手交替进行。

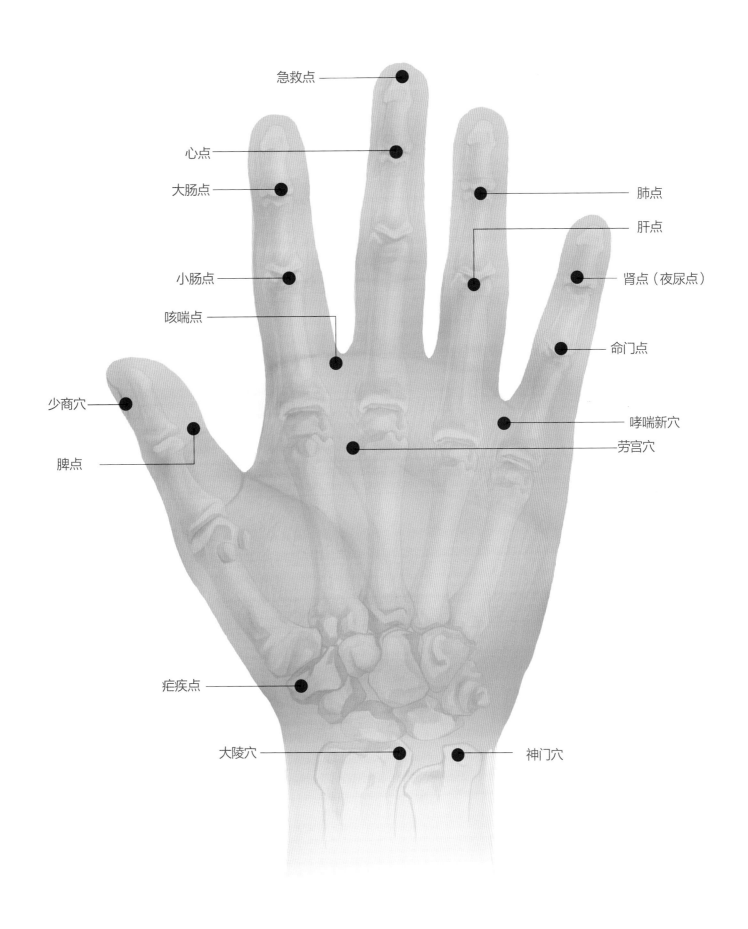

急救点

心点

大肠点

小肠点

咳喘点

少商穴

脾点

疟疾点

大陵穴

肺点

肝点

肾点（夜尿点）

命门点

哮喘新穴

劳宫穴

神门穴

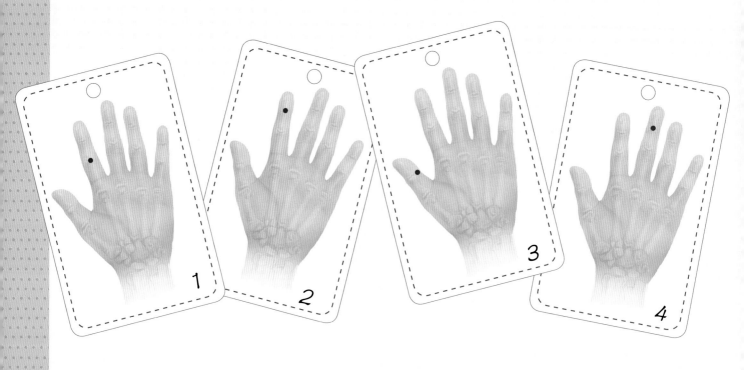

～～～～～～～～～～～～

1. 小肠点

📍 定位：掌侧，食指第一、第二指骨间横纹的中点。

➕ 主治：腹痛、消化不良、小肠疾病等。

✋ 按摩：用拇指或中指指尖按压 1~3 分钟。

～～～～～～～～～～～～

2. 大肠点

📍 定位：掌侧，食指第二、第三指骨间横纹的中点。

➕ 主治：大便秘结、下腹疼痛、大肠疾病等。

✋ 按摩：用拇指或中指指尖按压 1~3 分钟。

～～～～～～～～～～～～

3. 脾点

📍 定位：在掌面大拇指指关节横纹中点处。

➕ 主治：腹痛、腹胀、消化不良、腹泻、水肿等。

✋ 按摩：用拇指或中指指尖按压 1~3 分钟。

～～～～～～～～～～～～

4. 心点

📍 定位：掌侧，中指第二、第三指骨间横纹的中点。

➕ 主治：心律不齐等心血管疾病。

✋ 按摩：用拇指或中指指尖按压 1~3 分钟。

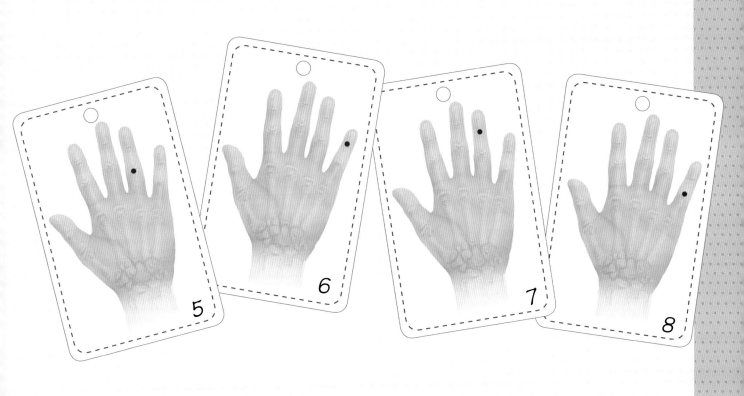

5. 肝点

📍 定位：掌侧，无名指第一、第二指骨间横纹的中点。

➕ 主治：胁下疼痛、两胁胀满、食欲不振、肝胆疾病等。

✋ 按摩：用拇指或中指指尖按压1~3分钟。

6. 肾点（夜尿点）

📍 定位：在掌侧，小指第二、第三指骨间横纹的中点。

➕ 主治：夜尿、尿频、泌尿系统疾病等。

✋ 按摩：用拇指或中指指尖按压1~3分钟，力度略大，以感觉胀痛为宜。

7. 肺点

📍 定位：掌侧，无名指第二、第三指骨间横纹的中点。

➕ 主治：咳嗽、胸痛、喘息、呼吸道疾病等。

✋ 按摩：用拇指或中指指尖按压1~3分钟。

8. 命门点

📍 定位：掌侧，小指第一、第二指骨间横纹的中点。

➕ 主治：性功能低下、生殖系统疾病等。

✋ 按摩：用拇指或中指指尖按压1~3分钟。也可用艾灸刺激命门点2分钟，感觉稍热即可。

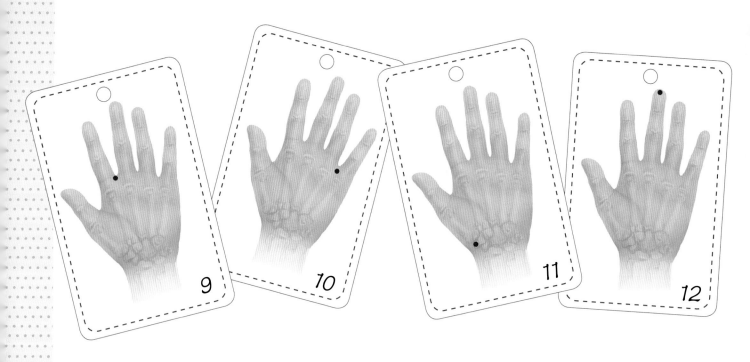

9. 咳喘点

📍 定位：掌侧，食指、中指掌指关节之间。

➕ 主治：哮喘、支气管炎等呼吸道疾病。

✋ 按摩：用拇指或中指指尖按压 1~3 分钟。

11. 疟疾点

📍 定位：在第一掌骨基底部与大多角骨之间的骨缝中，大鱼际桡侧缘赤白肉际处。

➕ 主治：疟疾、热病等。

✋ 按摩：用拇指指腹向第一掌骨方向按压 1~3 分钟。

10. 哮喘新穴

📍 定位：掌侧，无名指、小指掌指关节之间。

➕ 主治：哮喘、咳嗽等。

✋ 按摩：用拇指或中指指尖按压 1~3 分钟。

12. 急救点

📍 定位：中指的尖端，即中冲穴。

➕ 主治：昏迷、中暑等。

✋ 按摩：用指甲用力掐按，或用消毒的牙签束刺激，以不刺破皮肤为宜。

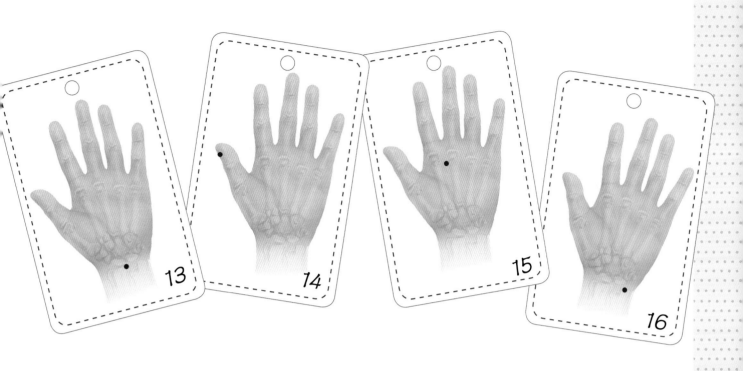

13. 大陵穴

🔵 定位：在腕前区，腕掌侧远端横纹中，掌长肌腱与桡侧腕屈肌腱之间。

➕ 主治：手指麻木、牙龈肿痛、咽炎、胃痛、呕吐、扁桃体炎、神经衰弱等。

✋ 按摩：用拇指指尖用力掐按1~3分钟，每天早晚各掐按1次。

14. 少商穴

🔵 定位：在手指，拇指末节桡侧，指甲根角侧上方0.1寸（指寸）。

➕ 主治：流行性感冒、扁桃体炎、小儿惊风、喉部急性肿胀、失眠、休克等。

✋ 按摩：用拇指指端轻轻掐按，左右两侧各掐按1~3分钟。

15. 劳宫穴

🔵 定位：在掌区，横平第三掌指关节近端，第二、第三掌骨之间偏于第三掌骨。

➕ 主治：口臭、情绪烦躁、心前区闷痛、胃脘疼痛、便血、鼻衄、黄疸、小儿口疮等。

✋ 按摩：用拇指指尖垂直掐按，用力稍重，早晚各1次。

16. 神门穴

🔵 定位：在腕前区，腕掌侧远端横纹尺侧端，尺侧腕屈肌腱的桡侧缘。

➕ 主治：健忘、失眠、多梦、情绪烦躁、神经衰弱等。

✋ 按摩：用拇指指尖垂直掐按，左右两侧各1~3分钟，先左后右。

手背反射点及常用穴位

手背反射点有肩点、升压点、咽喉点等反射点。常用穴位包括三间、关冲、合谷、商阳等穴。

从指甲颜色识健康

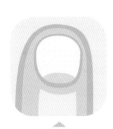 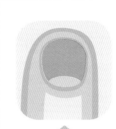 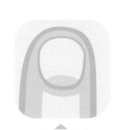 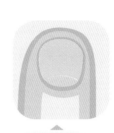 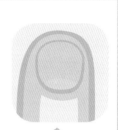

白色指甲	黑色指甲	黄色指甲	灰色指甲	青紫甲
贫血、营养不良	**内分泌失调**	**肝胆疾病**	**营养不良**	**急性传染病**
甲板部分或全部变成白色，多见于寒证，多提示营养不良或贫血。	甲板上出现带状黑色或全甲均变成黑色，可能存在内分泌失调等问题。	指甲呈黄色，多为患肝胆疾病后，指甲被胆汁黄染所致，多提示肝炎、胆囊炎等。	指甲呈灰色或色素沉着，多提示营养不良、黏液性水肿、类风湿性关节炎等。	指甲呈青紫色，多因气血淤滞所致，多提示有急性传染病，如伤寒等。

手部放松操

经常运动手掌和手指，有助于增强手掌和手指的力量，缓解肌肉和筋腱的紧张状态，促进人体末梢的血液循环。同时，科学的手部运动也可以对大脑形成一定的良性刺激，能够在一定程度上提升脑力、振奋精神。

步骤一： 双手同时紧握拳头，然后将手指逐个伸直，应尽量向两侧和后面绷紧，使手指后翘并呈扇形。

步骤二： 双手手腕放松，十指自然张开，模仿弹钢琴或打字的动作，呈波浪状上下舞动十指。

步骤三： 双手十指交叉，掌心向外，用力向前推，使手指被动性地向手背部弯屈，并保持1~2分钟，然后收回手掌，放松十指。

步骤四： 两臂平伸，双手与肘平齐，然后放松手腕，让手自由下垂，并保持1~2分钟。

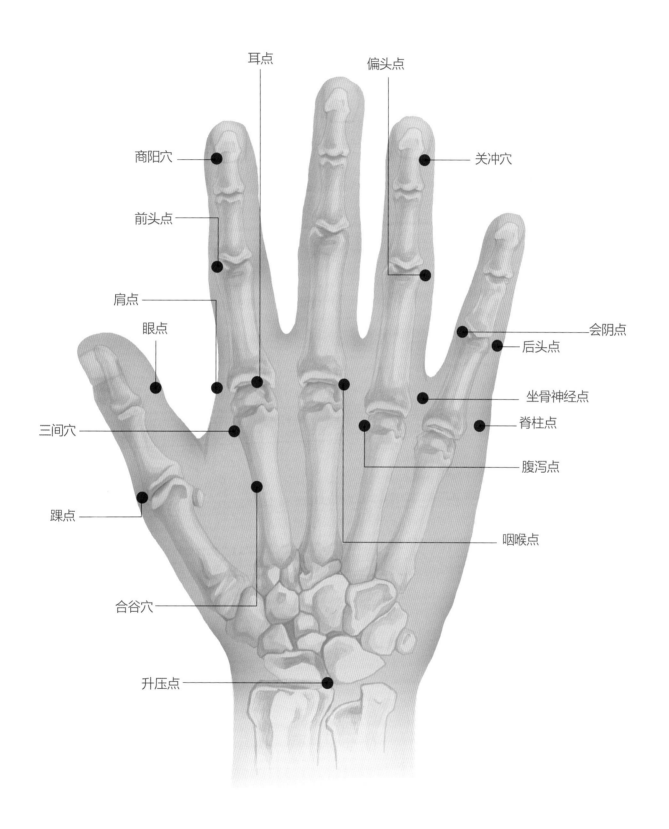

耳点

偏头点

商阳穴

关冲穴

前头点

肩点

眼点

会阴点

后头点

三间穴

坐骨神经点

脊柱点

踝点

腹泻点

咽喉点

合谷穴

升压点

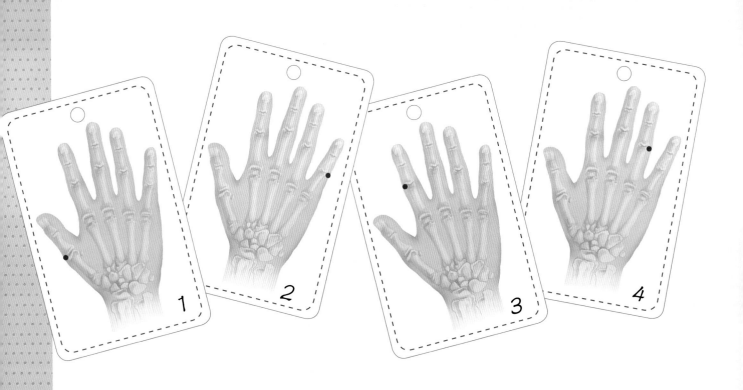

1. 踝点

📍 定位：在拇指桡侧，掌指关节赤白肉际处。

➕ 主治：踝关节扭伤、疼痛等。

✋ 按摩：用拇指或中指指尖按压穴位 3~5 分钟，至穴位变红发热。也可以用一束牙签反复扎刺，如欲强化疗效，还可以在刺痛点用艾条灸。

2. 后头点

📍 定位：小指近端指关节赤白肉际处。

➕ 主治：后头痛、项颈痛、臂痛、面颊疾病、呃逆、胃气不降等。

✋ 按摩：用拇指、食指夹持穴位捻揉 3~5 分钟，至穴位变红发热。

3. 前头点

📍 定位：食指近端指关节桡侧赤白肉际处。

➕ 主治：前头痛、胃肠疼痛、阑尾炎、膝关节扭伤、踝关节疼痛等。

✋ 按摩：用拇指、食指夹持穴位捻揉 3~5 分钟，至穴位变红发热。还可用艾炷灸 10~15 分钟。

4. 偏头点

📍 定位：无名指第一指关节尺侧赤白肉际处。

➕ 主治：偏头痛、血管性头痛、胸胁痛、胆道绞痛、肋间神经痛等。

✋ 按摩：用拇指、食指夹持穴位捻揉 3~5 分钟，至穴位变红发热。

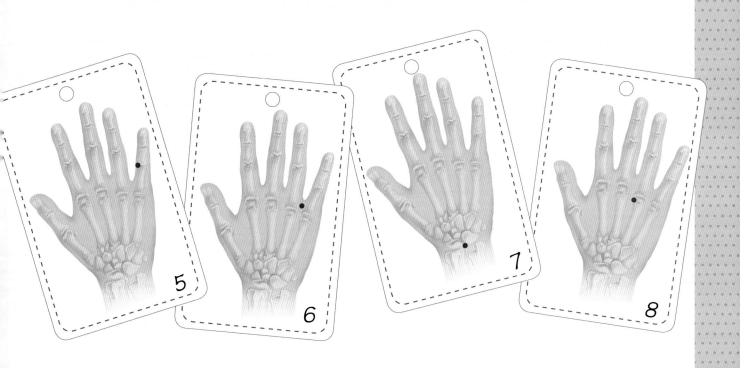

5. 会阴点

📍 定位：小指桡侧第一指关节赤白肉际处。

➕ 主治：阴道痉挛等。

✋ 按摩：用拇指、食指夹持穴位捻揉 3~5
分钟，至穴位变红发热。

6. 坐骨神经点

📍 定位：手背第四、第五掌指关节间，靠
近第四掌指关节之处。

➕ 主治：坐骨神经痛、髋关节痛、手臂疼
痛等。

✋ 按摩：用拇指或中指指尖按压穴位 3~5
分钟，至穴位变红发热。也可以用一束
牙签反复刺激，如欲强化疗效，还可以
在刺痛点用艾炷灸。

7. 升压点

📍 定位：腕背横纹与中指中线的交点处。

➕ 主治：低血压、眩晕等。

✋ 按摩：用拇指或中指指尖按压穴位 3~5 分
钟，至穴位变红发热。也可用艾条灸，以
不灼伤皮肤为宜。

8. 腹泻点

📍 定位：手背第三、第四掌指关节后方约1
寸处。

➕ 主治：腹痛、腹泻等。

✋ 按摩：用拇指或一束牙签刺激穴位 3~5 分
钟，至穴位变红发热。也可用艾条灸，以
透热、不灼伤皮肤为宜。

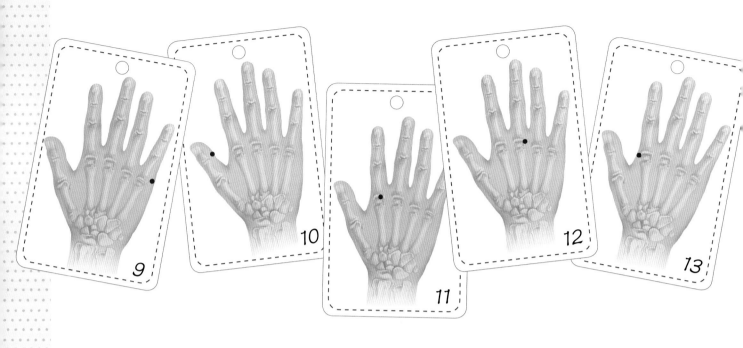

9. 脊柱点

📍 定位：小指掌指关节尺侧赤白肉际处。

➕ 主治：腰扭伤、椎间盘突出、腰肌劳损、尾骨痛、耳鸣、鼻塞等。

🖐 按摩：用拇指或中指指尖按压穴位3~5分钟，至穴位变红发热。也可用艾条灸，感觉热力穿透皮肤即可，以不灼伤皮肤为宜。

10. 眼点

📍 定位：在拇指指间关节尺侧，赤白肉际处。

➕ 主治：目赤肿痛、迎风流泪、近视等各种眼病。

🖐 按摩：用拇指、食指夹持穴位捻揉3~5分钟，至穴位变红发热。也可用艾炷灸，感觉热力穿透皮肤即可，以不灼伤皮肤为宜。

11. 耳点

📍 定位：手背第二掌指关节最高点。

➕ 主治：听力减退、耳鸣等耳部疾病。

🖐 按摩：用拇指或中指指尖按压穴位3~5分钟，至穴位变红发热。也可以用一束牙签刺激，注意不要刺破皮肤。

12. 咽喉点

📍 定位：位于手背中指掌指关节尺侧缘，即第三、第四掌指关节间靠近第三掌指关节处。

➕ 主治：咽喉肿痛、慢性咽炎、扁桃体炎等。

🖐 按摩：用拇指指腹点按手部咽喉点1~3分钟。

13. 肩点

📍 定位：手背第二掌指关节桡侧，赤白肉际处。

➕ 主治：肩周炎、肩部酸痛等肩部病症。

🖐 按摩：用拇指、食指夹持穴位捻揉3~5分钟，至穴位变红发热。也可以用一束牙签刺激，注意不要刺破皮肤。

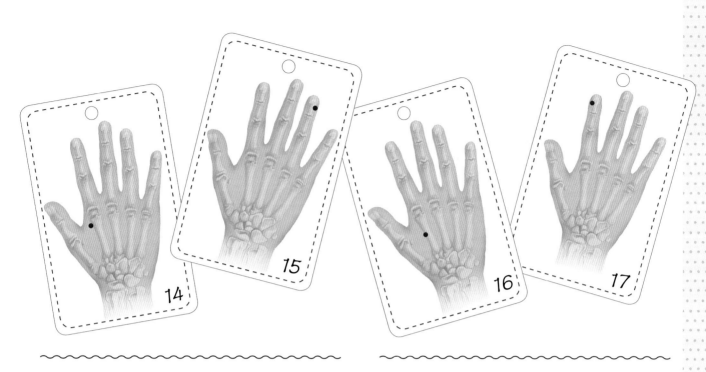

14. 三间穴

📍 定位：在手背，第二掌指关节桡侧近端凹陷中。

➕ 主治：牙痛、咽喉肿痛、身热胸闷、腹胀肠鸣等。

✋ 按摩：用拇指指尖用力掐按1~3分钟，每天早晚各掐按1次。也可以用一束牙签刺激，注意不要刺破皮肤。

15. 关冲穴

📍 定位：在手指，第四指末节尺侧，指甲根角侧上方0.1寸（指寸）。

➕ 主治：眩晕、咽喉疼痛、发热、头痛、呕吐、疟疾、晕车等。

✋ 按摩：用拇指指尖垂直掐按1分钟，用力稍重，早晚各1次。

16. 合谷穴

📍 定位：在手背，第二掌骨桡侧的中点处。

➕ 主治：头痛、目赤肿痛、牙痛、咽喉肿痛、心绞痛、便秘、腹痛、落枕等。

✋ 按摩：用拇指垂直于穴位进行按揉，以有酸胀感为佳。还可以用艾条灸10~15分钟，但孕妇禁用。

17. 商阳穴

📍 定位：在手指，食指末节桡侧，指甲根角侧上方0.1寸（指寸）。

➕ 主治：胸闷、哮喘、咳嗽、四肢肿胀、热病无汗、咽炎、扁桃体炎、腮腺炎、口腔炎、急性胃肠炎、中风昏迷等。

✋ 按摩：用拇指指尖垂直掐按，力度不宜过大，每天掐按1~3分钟。

手部尺侧全息穴位

单侧手部尺侧全息穴位呈弧线状分布，包含头、颈肩、心肺、肝胆、脾胃、肾、脐周、生殖腺所对应的 8 个穴位。

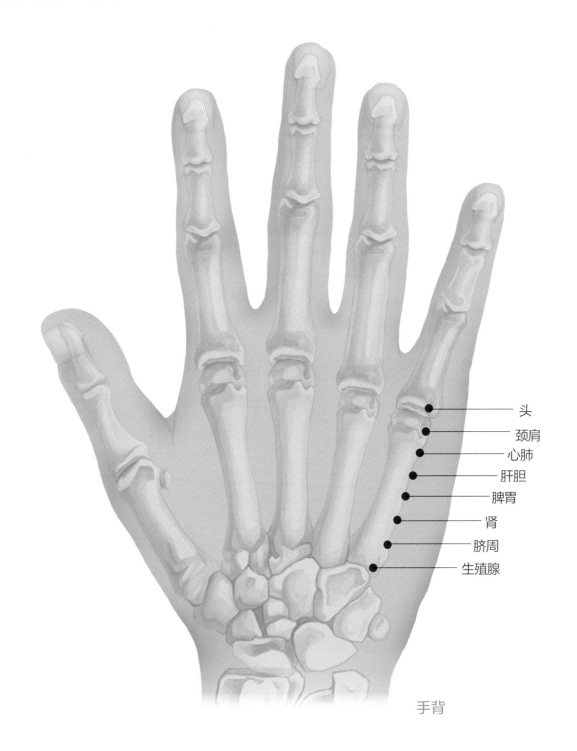

头

颈肩

心肺

肝胆

脾胃

肾

脐周

生殖腺

手背

1. 头穴

📍 定位：位于第五掌骨小头尺侧。

➕ 主治：牙痛，三叉神经痛，急性结膜炎以及头面、五官、脑等部位的疾病。

✋ 按摩：用拇指指腹旋转按揉1分钟。

2. 颈肩穴

📍 定位：位于第五掌骨体远心端尺侧，头穴与心肺穴之间。

➕ 主治：颈肩、咽喉、气管上段、食管上段等部位的疾病。

✋ 按摩：用拇指指腹旋转按揉1分钟。

3. 心肺穴

📍 定位：位于第五掌骨体远心端尺侧，头穴与脾胃穴连线的中点处。

➕ 主治：心、肺、气管及胸背部疾病等。

✋ 按摩：用拇指指尖点按1分钟。

4. 肝胆穴

📍 定位：位于第五掌骨体远心端尺侧，心肺穴与脾胃穴之间。

➕ 主治：肝胆疾病等。

✋ 按摩：用拇指指腹按揉1分钟。

5. 脾胃穴

📍 定位：位于第五掌骨体尺侧，头穴与生殖腺穴连线的中点处。

➕ 主治：脾、胃、肌肉疾病等。

✋ 按摩：用拇指指尖点按1分钟。

6. 肾穴

📍 定位：位于第五掌骨体近心端尺侧，脾胃穴与生殖腺穴连线之近脾胃穴1/3处。

➕ 主治：遗尿、肾及生殖系统疾病等。

✋ 按摩：用拇指指尖按压1分钟。

7. 脐周穴

📍 定位：位于第五掌骨体近心端尺侧，脾胃穴与生殖穴连线之近生殖腺穴1/3处。

➕ 主治：结肠炎、小肠炎、腰扭伤等。

✋ 按摩：用拇指指腹旋转按揉1分钟。

8. 生殖腺穴

📍 定位：位于第五掌骨基底部尺侧。

➕ 主治：肛周疾病、腰腿痛等。

✋ 按摩：用拇指指腹推压1分钟，用力不宜过大。

手部桡侧全息穴位

手部桡侧全息穴位呈弧线状分布，包含头、颈肩、心肺、肝胆、脾胃等多个穴位。

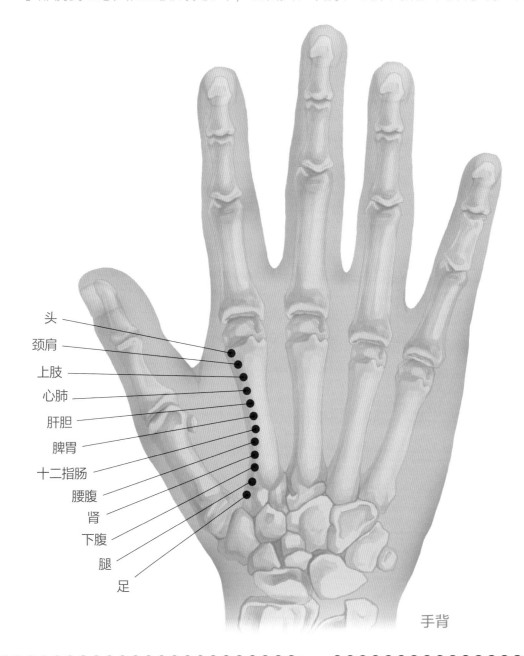

头
颈肩
上肢
心肺
肝胆
脾胃
十二指肠
腰腹
肾
下腹
腿
足

手背

1. 头穴

📍 定位：位于第二掌骨小头桡侧。

➕ 主治：头痛，牙痛，三叉神经痛，急性结膜炎及头面、五官、脑等部位的疾病。

✋ 按摩：用拇指指腹按揉1分钟。

2. 颈肩穴

📍 定位：位于第二掌骨体远端桡侧，头穴与上肢穴之间。

➕ 主治：颈肩、咽喉、气管上段、食管上段等部位的疾病。

✋ 按摩：用拇指指腹点按1分钟。

3. 上肢穴

🔘 定位：位于第二掌骨体远心端桡侧，颈肩穴与心肺穴之间。

➕ 主治：肩、上肢、肘、腕、手及食管中段等部位的疾病。

✋ 按摩：用拇指指腹按揉1分钟。

4. 心肺穴

🔘 定位：位于第二掌骨体远心端桡侧，头穴与脾胃穴连线的中点。

➕ 主治：心、肺、胸、乳房、气管下段、食管下段及背部疾病等。

✋ 按摩：用拇指指腹按揉1分钟。

5. 肝胆穴

🔘 定位：位于第二掌骨体中段桡侧，脾胃穴与心肺穴连线的中点。

➕ 主治：肝胆疾病。

✋ 按摩：用拇指指尖点按1分钟。

6. 脾胃穴

🔘 定位：位于第二掌骨体中段桡侧，头穴与足穴连线的中点。

➕ 主治：脾、胃及胰脏疾患。

✋ 按摩：用拇指指尖按压1分钟。

7. 十二指肠穴

🔘 定位：位于第二掌骨体中段桡侧，脾胃穴与腰腹穴之间。

➕ 主治：十二指肠及结肠疾患。

✋ 按摩：用拇指指腹按揉1分钟。

8. 腰腹穴

🔘 定位：位于第二掌骨体近心端桡侧，十二指肠穴与肾穴之间。

➕ 主治：腰扭伤、腰腿痛、大肠与小肠疾病等。

✋ 按摩：用拇指指腹按揉1分钟。

9. 肾穴

🔘 定位：位于第二掌骨体近心端桡侧，脾胃穴与足穴连线的中点。

➕ 主治：肾、输尿管等部位的疾病。

✋ 按摩：用拇指指腹按揉1分钟。

10. 下腹穴

🔘 定位：位于第二掌骨体近心端桡侧，肾穴与腿穴之间。

➕ 主治：下腹部、骶尾部、子宫、膀胱、结肠、阑尾、卵巢、阴道、睾丸、尿道、肛门等部位的疾病。

✋ 按摩：用拇指指腹按揉1分钟。

11. 腿穴

🔘 定位：位于第二掌骨体近端桡侧，下腹穴与足穴之间。

➕ 主治：臀部、股部、膝关节等部位的疾病。

✋ 按摩：用拇指指腹按揉1分钟。

12. 足穴

🔘 定位：第一、第二掌骨近拇指侧交点处。

➕ 主治：足部、踝部疾病。

✋ 按摩：用拇指指腹按揉1分钟。

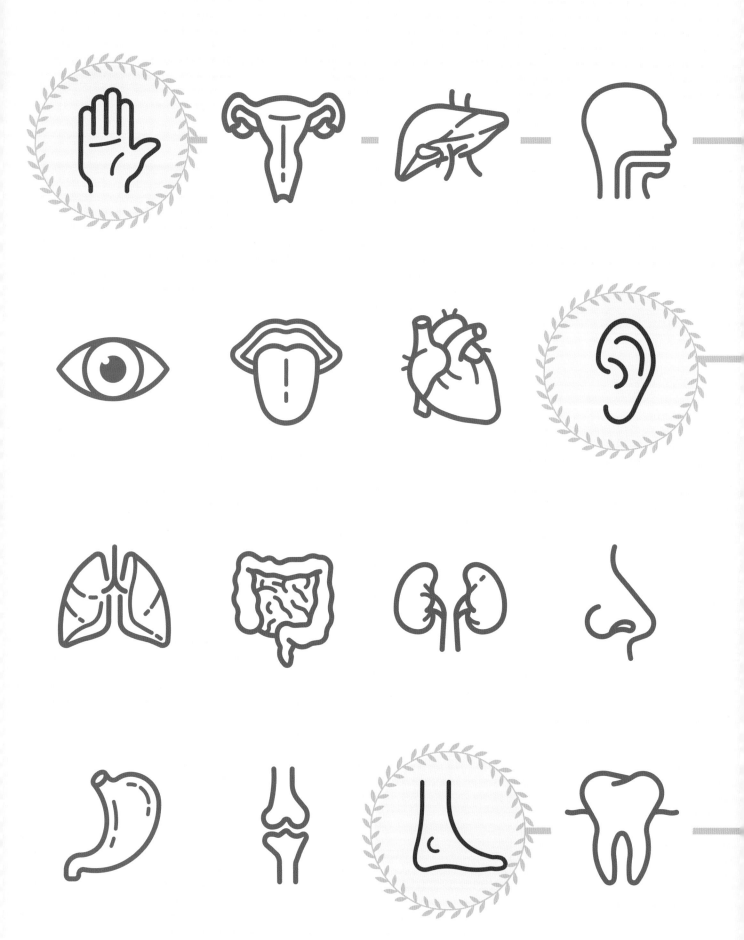

第四章
耳部反射区按摩，
畅通全身气血

耳朵是健康的"晴雨表"，当人体的内脏器官或躯体发生病变时，往往在耳朵的特定部位会出现压痛、结节、变色等。对耳朵的不同反射区进行摩擦、推揉、按压等良性刺激，可疏经通络、行气活血、化瘀止痛、调理脏腑，从而达到改善身体状况的目的。

耳正面反射区

耳正面结构复杂，反射区较多，如膝、髋、指、腕、肘、胸、肩等相关部位反射区。

从耳朵颜色识健康

	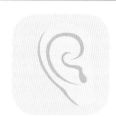	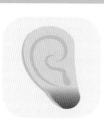		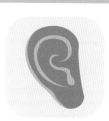
耳朵苍白	**耳朵发黄**	**耳垂紫红**	**耳朵青色**	**耳朵暗红**
气血虚、贫血	**黄疸**	**血糖过高**	**肾气不足**	**湿疹、中耳炎**
耳朵苍白可能是由于局部血液循环不畅引起的，用手搓耳朵，如果依然苍白，可能存在贫血、气血虚等情况。	如果耳朵黄的同时，眼睛、面色也发黄，并且尿黄，多提示患有黄疸。	耳垂出现紫红色，发生肿胀甚至溃疡，易生痂皮，这是体内血糖过高所致。	耳朵呈青色，表明气血运行不畅，若耳朵青而发黑，表明肾气不足，久病血淤。	耳朵暗红伴有红肿疼痛，多为肝胆热盛，或火毒上攻，可见于湿疹或中耳炎等。

耳部保健方法

耳为宗脉所聚，全身脏腑、躯干、四肢在耳朵上都有相应的反应点。经常按摩耳朵可调理全身脏腑机能，调畅全身气血，促进体内新陈代谢。

鸣天鼓： 双手掌掩耳，双手食指、中指、无名指轻叩脑后 36 次。此法既可增强听力，又可缓解脑疲劳。

振耳道： 双手食指按压耳道，快速一按一放，使耳道内产生振动，并传至大脑，每次操作 2~3 分钟。

按摩耳轮： 以两手掌自上而下按摩耳郭，以耳部感觉发热为度。每日 2~3 次，有清脑、醒神、聪耳的作用。

拉耳郭： 双手拇指、食指紧捏耳郭根部，一拉一放，用力宜均匀。每分钟拉动 80~100 次，连续拉 5 分钟左右。

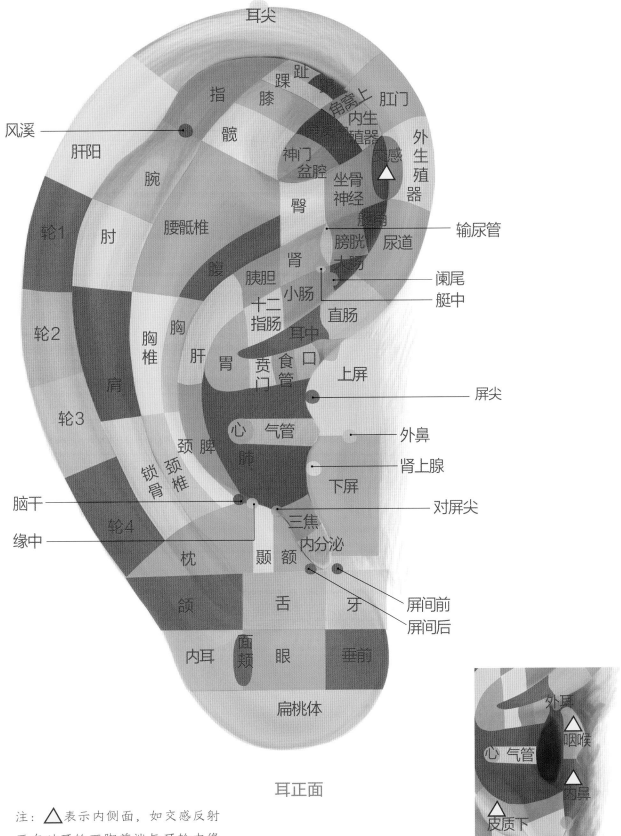

耳正面

耳屏内侧面

注：△表示内侧面，如交感反射区在对耳轮下脚前端与耳轮内缘相交处，皮质下反射区在对耳屏内侧面。

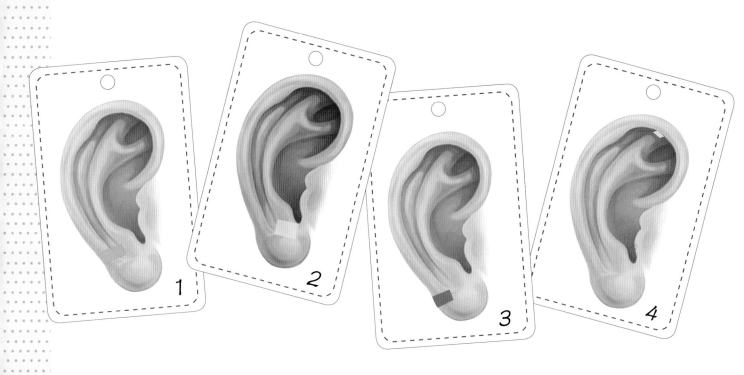

~~~~~~~~~~~~~~~~~~~~~~~~~~~~~~

1. 颌反射区

📍 定位：在耳垂正面后上部。

➕ 主治：牙痛、颌下淋巴结炎等。

✋ 按摩：用拇指和食指捏揉反射区，由轻到重按摩 1~2 分钟，力度以能忍受为度。

~~~~~~~~~~~~~~~~~~~~~~~~~~~~~~

3. 内耳反射区

📍 定位：在耳垂正面后中部。

➕ 主治：内耳眩晕症、耳鸣、听力减退等。

✋ 按摩：用拇指和食指捏揉反射区，由轻到重按摩 1~2 分钟，力度以能忍受为度。

~~~~~~~~~~~~~~~~~~~~~~~~~~~~~~

2. 舌反射区

📍 定位：在耳垂正面中上部。

➕ 主治：舌痛、口腔溃疡等。

✋ 按摩：用拇指和食指捏揉反射区，由轻到重按摩 1~2 分钟，力度以能忍受为度。

~~~~~~~~~~~~~~~~~~~~~~~~~~~~~~

4. 趾反射区

📍 定位：在耳尖下方的对耳轮上脚后上部。

➕ 主治：趾痛、甲沟炎等。

✋ 按摩：用食指来回旋转擦揉反射区，直至有发热感为止。也可用按摩棒对准反射区，以适当的力度按摩 1~2 分钟。

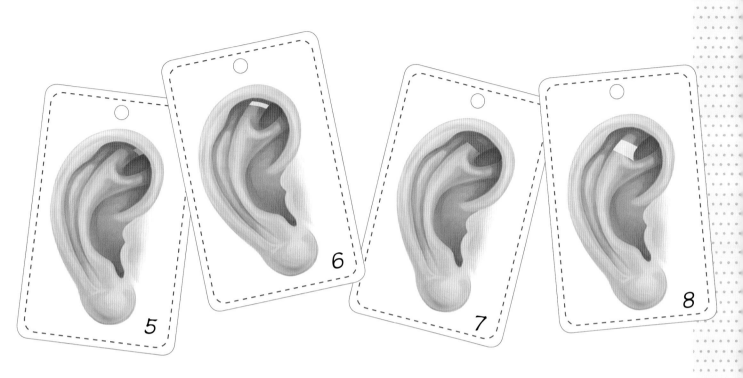

5. 跟反射区

📍 定位：在对耳轮上脚的前上部。

➕ 主治：足跟痛、跟骨骨质增生等。

✋ 按摩：用食指来回旋转擦揉反射区，直至有发热感为止。也可用按摩棒对准反射区，以适当的力度按摩1~2分钟。

7. 膝反射区

📍 定位：在对耳轮上脚中1/3处。

➕ 主治：膝部肿痛、风湿性关节炎、膝关节滑囊炎等多种疾病。

✋ 按摩：用食指来回旋转擦揉反射区，直至有发热感为止。也可用按摩棒对准反射区，以适当力度按摩1~2分钟。

6. 踝反射区

📍 定位：在对耳轮上脚的内上角。

➕ 主治：踝关节扭伤等。

✋ 按摩：用食指来回旋转擦揉反射区，直至有发热感为止。也可用按摩棒对准反射区，以适当的力度按摩1~2分钟。

8. 髋反射区

📍 定位：在对耳轮上脚的下1/3处。

➕ 主治：臀部疼痛、坐骨神经痛等。

✋ 按摩：用食指来回旋转擦揉反射区，直至有发热感为止。也可用按摩棒对准反射区，以适当的力度按摩1~2分钟。

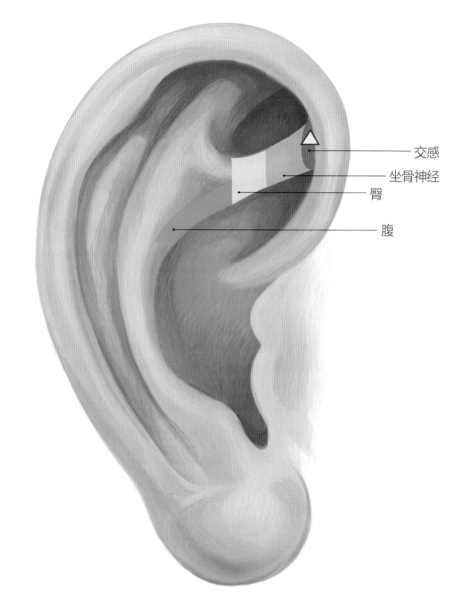

交感

坐骨神经

臀

腹

9. 交感反射区

📍 定位：在对耳轮下脚前端与耳轮内缘相交处。

➕ 主治：胃痛、会阴部疼痛不适、胃肠痉挛等。

✋ 按摩：用食指来回旋转擦揉反射区，直至有发热感为止。也可用医用胶布将小米粒压贴于此，捏压30秒左右，保留压贴物。

10. 坐骨神经反射区

📍 定位：在对耳轮下脚的前2/3处。

➕ 主治：坐骨神经痛等。

✋ 按摩：用食指来回旋转擦揉反射区，直至有发热感为止。也可用医用胶布将小米粒压贴于此，捏压30秒左右，保留压贴物。

11. 臀反射区

📍 定位：在对耳轮下脚的后1/3处。

➕ 主治：臀骶痛、坐骨神经痛等。

✋ 按摩：用食指来回旋转擦揉反射区，直至有发热感为止。也可用医用胶布将小米粒压贴于此，捏压30秒左右，保留压贴物。

12. 腹反射区

📍 定位：在对耳轮体前部上2/5处。

➕ 主治：腹胀、腹痛、腹泻等。

✋ 按摩：食指指腹对准反射区，拇指指腹置于耳背相应位置，并给予一定的压力，反复按摩2~3分钟。也可用按摩棒点压反射区1~2分钟。

13. 腰骶椎反射区

- 📍 定位：在腹反射区的后方。
- ➕ 主治：腰骶痛、坐骨神经痛、腹痛等。
- ✋ 按摩：用食指来回旋转擦揉反射区，直至有发热感为止。也可用医用胶布将小米粒压贴于此，捏压30秒左右，保留压贴物。

14. 胸反射区

- 📍 定位：在对耳轮体前部中2/5处，与屏上切迹同水平。
- ➕ 主治：胸胁痛、乳腺炎、产后缺乳、经前紧张等。
- ✋ 按摩：食指指腹对准反射区，拇指指腹置于耳背相应位置，并给予一定的压力，反复按摩2~3分钟。也可用按摩棒点压反射区1~2分钟。

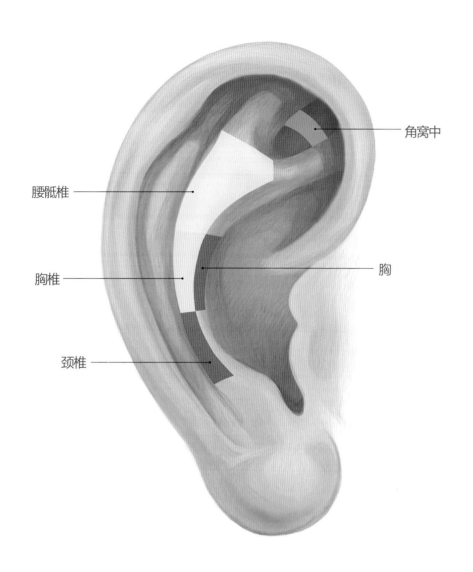

角窝中

腰骶椎

胸椎

胸

颈椎

15. 胸椎反射区

- 📍 定位：在对耳轮体后部中2/5处。
- ➕ 主治：胸背痛及胸部疾病等。
- ✋ 按摩：食指指腹对准反射区，拇指指腹置于耳背相应位置，并给予一定的压力，反复按摩2~3分钟，使局部产生热感。也可用按摩棒点压反射区1~2分钟。

16. 颈椎反射区

- 📍 定位：在颈反射区后方。
- ➕ 主治：落枕、颈椎病、头晕、耳鸣等。
- ✋ 按摩：食指指腹对准反射区，拇指指腹置于耳背相应位置，并给予一定的压力，反复按摩2~3分钟，使局部产生热感。也可用按摩棒点压反射区1~2分钟。

17. 角窝中反射区

- 📍 定位：在三角窝中1/3处。
- ➕ 主治：哮喘等。
- ✋ 按摩：用食指或按摩棒点按反射区，力度由轻到重按摩1~2分钟，以能忍受为度。

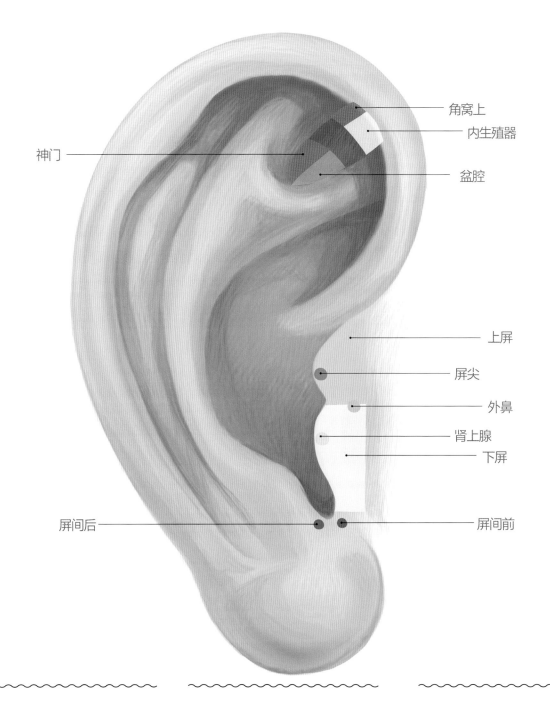

神门

角窝上

内生殖器

盆腔

上屏

屏尖

外鼻

肾上腺

下屏

屏间后

屏间前

18. 角窝上反射区

📍 定位：在三角窝前 1/3 的上部。

➕ 主治：高血压等。

✋ 按摩：用食指或按摩棒点按反射区，力度由轻到重按摩 1~2 分钟，以能忍受为度。

19. 内生殖器反射区

📍 定位：在三角窝前 1/3 的中下部。

➕ 主治：月经不调、痛经、带下、遗精、阳痿等。

✋ 按摩：用食指或按摩棒点按反射区，力度由轻到重按摩 1~2 分钟，以能忍受为度。

20. 盆腔反射区

📍 定位：在三角窝后 1/3 的下部。

➕ 主治：急性或慢性盆腔炎等。

✋ 按摩：用食指或按摩棒点按反射区，力度由轻到重按摩 1~2 分钟，以能忍受为度。

21. 神门反射区

📍 定位：在三角窝后 1/3 的上部。

➕ 主治：睑腺炎、急性腰扭伤等。

✋ 按摩：用按摩棒对准反射区，以适当的力度按摩 1~2 分钟。也可用医用胶布将小米粒压贴于此，捏压 30 秒左右，保留压贴物。

22. 上屏反射区

📍 定位：在耳屏外侧面上 1/2 处。

➕ 主治：咽炎、单纯性肥胖等。

✋ 按摩：用拇指和食指捏揉反射区，力度由轻到重按摩 1~2 分钟，以能忍受为度。

23. 屏尖反射区

📍 定位：在耳屏游离缘上部尖端。

➕ 主治：发热、牙痛等。

✋ 按摩：用拇指和食指捏揉反射区，力度由轻到重按摩 1~2 分钟，以能忍受为度。

24. 外鼻反射区

📍 定位：在耳屏外侧面正中稍前方。

➕ 主治：鼻炎、鼻塞等。

✋ 按摩：用食指或按摩棒点按反射区，力度由轻到重按摩 1~2 分钟，以能忍受为度。

25. 下屏反射区

📍 定位：在耳屏外侧面下 1/2 处。

➕ 主治：鼻炎、单纯性肥胖、高血压等。

✋ 按摩：用拇指和食指捏揉反射区，力度由轻到重按摩 1~2 分钟，以能忍受为度。

26. 肾上腺反射区

📍 定位：在耳屏游离缘下部尖端。

➕ 主治：低血压、风湿性关节炎、腮腺炎等。

✋ 按摩：用按摩棒对准反射区，以适当的力度按摩 1~2 分钟。也可用医用胶布将小米粒压贴于此，捏压 30 秒左右。

27. 屏间前反射区

📍 定位：在屏间切迹前方，耳屏最下部。

➕ 主治：睑腺炎、假性近视、青光眼等各种眼病。

✋ 按摩：用食指来回旋转擦揉反射区，直至耳部有发热感为止。也可用医用胶布将小米粒压贴于此，捏压 30 秒左右，以耳部有热痛感为宜，保留压贴物。

28. 屏间后反射区

📍 定位：在屏间切迹后方，对耳屏前下部。

➕ 主治：睑腺炎、假性近视、青光眼等各种眼病。

✋ 按摩：用按摩棒刺激反射区，力度由轻到重按摩 1~2 分钟，以能忍受为度。

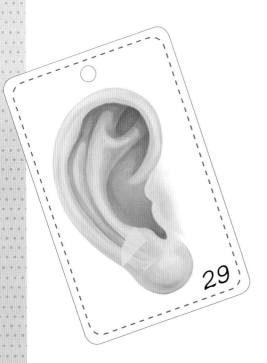

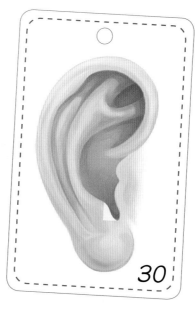

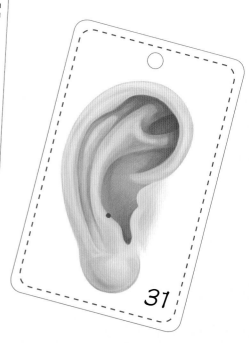

29. 枕反射区

📍 定位：在对耳屏外侧面的后部。

➕ 主治：晕动症、头痛、恶心等。

✋ 按摩：用拇指和食指揉捏反射区，直至有发热感为止。

30. 额反射区

📍 定位：在对耳屏外侧面的前部。

➕ 主治：头晕、头痛、失眠、多梦等。

✋ 按摩：用食指来回旋转擦揉反射区，直至耳部有发热感为止。也可用按摩棒对准反射区，以适当的力度按摩1~2分钟。

31. 脑干反射区

📍 定位：在轮屏切迹处。

➕ 主治：感冒、头痛、眩晕、失眠、假性近视等。

✋ 按摩：用按摩棒刺激反射区，力度由轻到重按摩1~2分钟，以能忍受为度。

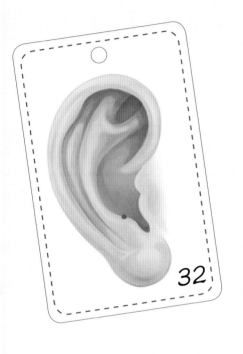

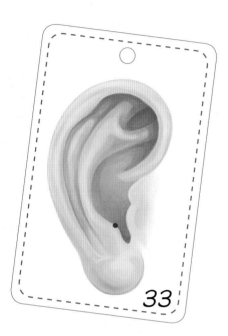

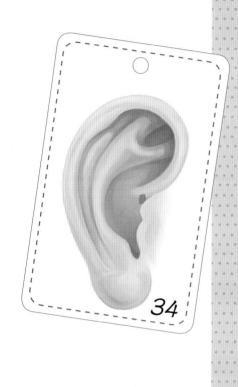

32. 缘中反射区

📍 定位：在对耳屏的上缘，对屏尖与屏轮切迹的中点。

➕ 主治：三叉神经痛、遗尿、偏头痛等。

✋ 按摩：用拇指和食指捏揉反射区，力度由轻到重按摩1~2分钟，以能忍受为度。

33. 对屏尖反射区

📍 定位：在对耳屏的尖端。

➕ 主治：喘息、咳嗽、偏头痛、颞下颌关节功能紊乱、腮腺炎、皮肤瘙痒症、睾丸炎、附睾炎等。

✋ 按摩：用拇指和食指捏揉反射区，力度由轻到重按摩1~2分钟，以能忍受为度。

34. 口反射区

📍 定位：在耳轮脚下方前1/3处。

➕ 主治：口腔溃疡、胆囊炎、胆石症等。

✋ 按摩：用食指来回旋转擦揉反射区，直至耳部有发热感为止。也可用按摩棒对准反射区，以适当的力度按摩1~2分钟。

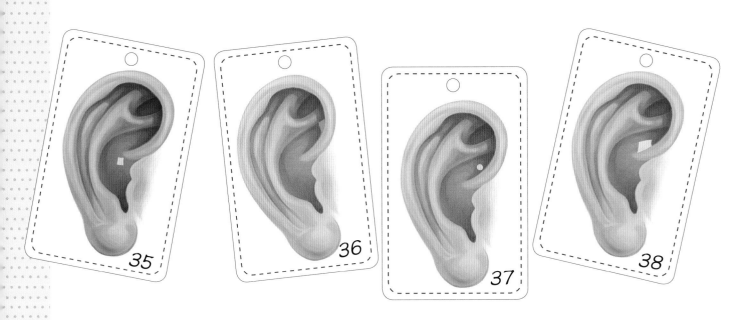

~~~~~~~~~~~~~~~~

35. 贲门反射区

📍 定位：在耳轮脚下方后 1/3 处。

➕ 主治：食欲不振、贲门痉挛、神经性呕吐、胃痛等。

✋ 按摩：用食指来回旋转擦揉反射区，直至耳部有发热感为止。也可用按摩棒对准反射区，以适当的力度按摩 1~2 分钟。

~~~~~~~~~~~~~~~~

36. 艇角反射区

📍 定位：在对耳轮下脚下方前部。

➕ 主治：前列腺炎、尿道炎、性功能减退等。

✋ 按摩：用食指来回旋转擦揉反射区，直至耳部有发热感为止。也可用按摩棒对准反射区，以适当力度按摩 1~2 分钟。

~~~~~~~~~~~~~~~~

37. 阑尾反射区

📍 定位：在小肠区与大肠区之间。

➕ 主治：阑尾炎、腹痛等。

✋ 按摩：用按摩棒对准反射区，以适当的力度按摩 1~2 分钟。也可用医用胶布将小米粒压贴于此，捏压 30 秒左右，至耳部有热痛感为止，保留压贴物。

~~~~~~~~~~~~~~~~

38. 小肠反射区

📍 定位：在耳轮脚上方中 1/3 处。

➕ 主治：腹痛、腹泻等。

✋ 按摩：用食指来回旋转擦揉反射区，直至耳部有发热感为止。也可用按摩棒对准反射区，以适当的力度按摩 1~2 分钟。

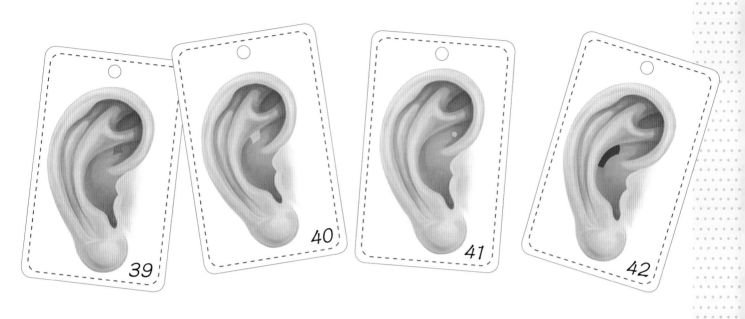

39. 肾反射区

📍 定位：在对耳轮下脚下方后部，小肠反射区直上方。

➕ 主治：耳鸣、腰痛、遗尿、遗精等。

✋ 按摩：用食指来回旋转擦揉反射区，直至有发热感为止。也可用按摩棒对准反射区，以适当的力度按摩1~2分钟。

40. 胰胆反射区

📍 定位：在耳甲艇的后上部，肝、肾反射区之间。左耳为胰，右耳为胆。

➕ 主治：胁痛、胸胁部带状疱疹、胆囊炎、胆石症、耳鸣等。

✋ 按摩：食指指腹对准反射区，拇指指腹置于耳背相应位置，并给予一定的压力，反复按摩2~3分钟，使局部产生热感。也可用按摩棒点压此处1~2分钟。

41. 艇中反射区

📍 定位：在小肠反射区与肾反射区之间的中点。

➕ 主治：胆道蛔虫症、腹胀、醉酒等。

✋ 按摩：食指指腹对准反射区，拇指指腹置于耳背相应位置，并给予一定的压力，反复按摩2~3分钟。也可用按摩棒点压此处1~2分钟。

42. 肝反射区

📍 定位：在耳甲艇的后下部。

➕ 主治：肝郁胁痛、高血压、青光眼、经前期综合征、更年期综合征等。

✋ 按摩：食指指腹对准反射区，拇指指腹置于耳背相应位置，并给予一定的压力，反复按摩2~3分钟。也可用按摩棒点压此处1~2分钟。

43. 脾反射区

📍 定位：在耳甲腔的后上部。

➕ 主治：眩晕、纳呆、腹泻等。

✋ 按摩：用食指来回旋转擦揉反射区，直至有发热感为止。也可用医用胶布将小米粒压贴于此，捏压30秒左右，保留压贴物。

44. 肺反射区

📍 定位：在耳甲腔中心凹陷处周围。

➕ 主治：呼吸系统疾病、皮肤病、单纯性肥胖等。

✋ 按摩：用食指来回旋转擦揉反射区，直至耳部有发热感为止。也可用医用胶布将小米粒压贴于此，捏压30秒左右，保留压贴物。

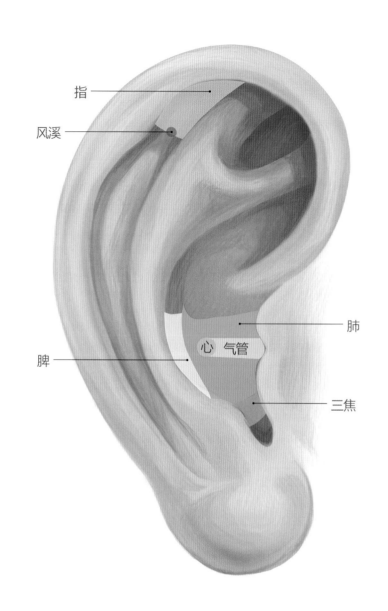

指
风溪
肺
脾
心 气管
三焦

45. 三焦反射区

📍 定位：在外耳门下，肺反射区与内分泌反射区之间。

➕ 主治：上肢三焦经部位疼痛、单纯性肥胖、便秘等。

✋ 按摩：用食指来回旋转擦揉反射区，直至耳部有发热感为止。也可用医用胶布将小米粒压贴于此，捏压30秒，保留压贴物。

46. 指反射区

📍 定位：耳舟的顶部，耳轮结节上方。

➕ 主治：关节炎及手指麻木、疼痛等。

✋ 按摩：用食指来回旋转擦揉反射区，直至耳部有发热感为止。也可用按摩棒对准反射区，以适当力度按摩1~2分钟。

47. 风溪反射区

📍 定位：在指反射区与腕反射区之间。

➕ 主治：皮肤瘙痒症、过敏性鼻炎、过敏性皮炎、哮喘及其他过敏性疾病。

✋ 按摩：用按摩棒对准反射区，以适当的力度按摩1~2分钟。

48. 腕反射区

- 🔴 定位：平耳轮结节突起处的耳舟部。
- ➕ 主治：腕部扭伤、疼痛等。
- ✋ 按摩：用按摩棒对准反射区，以适当的力度按摩1~2分钟。也可用医用胶布将小米粒压贴于此，捏压30秒左右，至耳部有热痛感为止，保留压贴物。

49. 肘反射区

- 🔴 定位：在腕反射区与肩反射区之间。
- ➕ 主治：网球肘、肱骨内上髁炎等。
- ✋ 按摩：用食指来回旋转擦揉反射区，直至耳部有发热感为止。也可用按摩棒对准反射区，以适当的力度按摩1~2分钟。

腕

肘

肩

锁骨

肛门

50. 肩反射区

- 🔴 定位：与屏上切迹同水平。
- ➕ 主治：肩关节疼痛、落枕、胆石症等疾病。
- ✋ 按摩：用按摩棒对准反射区，以适当的力度按摩1~2分钟。也可用医用胶布将小米粒压贴于此，捏压30秒左右，至耳部有热痛感为止，保留压贴物。

51. 锁骨反射区

- 🔴 定位：与轮屏切迹同水平。
- ➕ 主治：相应部位疼痛、无脉症、肩关节周围炎等。
- ✋ 按摩：用食指来回旋转擦揉反射区，直至有发热感为止。

52. 肛门反射区

- 🔴 定位：在三角窝前方的耳轮处。
- ➕ 主治：里急后重、脱肛、肛裂、便秘等。
- ✋ 按摩：用拇指和食指捏揉，由轻到重按摩1~2分钟，以能忍受为度。

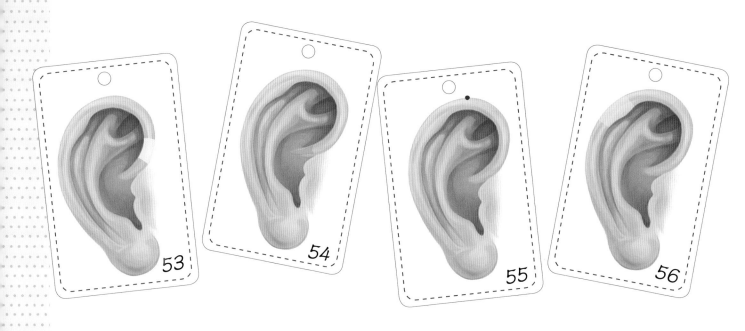

53. 尿道反射区

📍 定位：在直肠反射区上方的耳轮处。

➕ 主治：尿频、尿急、尿痛、尿潴留、遗尿等。

✋ 按摩：用拇指和食指捏揉，力度由轻到重按摩1~2分钟，以能忍受为度。

54. 耳中反射区

📍 定位：在耳轮脚处。

➕ 主治：呃逆、胃痛、慢性胃炎、荨麻疹、皮肤瘙痒症等。

✋ 按摩：用拇指和食指捏揉，力度由轻到重按摩1~2分钟，以能忍受为度。

55. 耳尖反射区

📍 定位：在耳郭向前对折的上部尖端处。

➕ 主治：发热、高血压、高脂血症、睑腺炎、急性结膜炎、流行性腮腺炎，以及多种疼痛等。

✋ 按摩：用拇指和食指捏揉，力度由轻到重按摩1~2分钟，以能忍受为度。

56. 肝阳反射区

📍 定位：在耳轮结节处。

➕ 主治：头晕、头痛、高血压等。

✋ 按摩：用拇指和食指捏揉，力度由轻到重按摩1~2分钟，以能忍受为度。

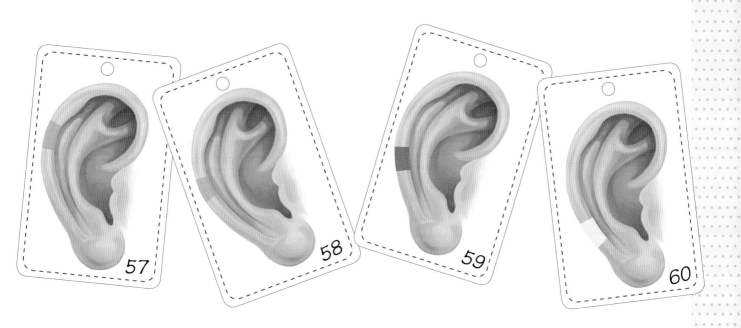

57. 轮1反射区

📍 定位：在耳轮结节下方的耳轮处。

➕ 主治：发热、上呼吸道感染等。

✋ 按摩：用拇指和食指捏揉，力度由轻到重按摩1~2分钟，以能忍受为度。

59. 轮3反射区

📍 定位：在轮2反射区下方的耳轮处。

➕ 主治：发热、上呼吸道感染、高血压等。

✋ 按摩：用拇指和食指捏揉，力度由轻到重按摩1~2分钟，以能忍受为度。

58. 轮2反射区

📍 定位：在轮1反射区下方的耳轮处。

➕ 主治：发热、上呼吸道感染等。

✋ 按摩：用拇指和食指捏揉，力度由轻到重按摩1~2分钟，以能忍受为度。

60. 轮4反射区

📍 定位：在轮3反射区下方的耳轮处。

➕ 主治：发热、上呼吸道感染、高血压等。

✋ 按摩：用拇指和食指捏揉，力度由轻到重按摩1~2分钟，以能忍受为度。

61. 牙反射区

- 📍 定位：在耳垂正面前上部。
- ➕ 主治：牙痛、低血压等。
- ✋ 按摩：用拇指和食指捏揉，力度由轻到重按摩1~2分钟，以能忍受为度。

62. 面颊反射区

- 📍 定位：位于耳垂部位，眼反射区偏外处。
- ➕ 主治：三叉神经痛、口眼歪斜、腮腺炎、牙痛、痤疮等。
- ✋ 按摩：用拇指和食指捏揉，力度由轻到重按摩1~2分钟，以能忍受为度。

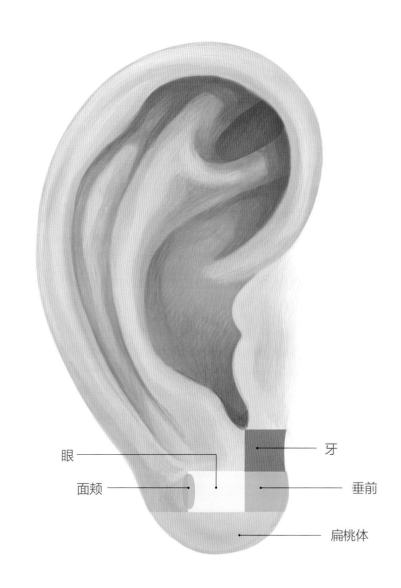

眼　　　牙　　　面颊　　　垂前　　　扁桃体

63. 眼反射区

- 📍 定位：位于耳垂中间部位。
- ➕ 主治：结膜炎、青光眼、近视、睑腺炎等。
- ✋ 按摩：用拇指和食指捏揉，力度由轻到重按摩1~2分钟，以能忍受为度。

64. 垂前反射区

- 📍 定位：在耳垂正面前中部。
- ➕ 主治：牙痛、神经衰弱、周围性面瘫等。
- ✋ 按摩：用拇指和食指捏揉，力度由轻到重按摩1~2分钟，以能忍受为度。

65. 扁桃体反射区

- 📍 定位：在耳垂正面下部。
- ➕ 主治：扁桃体炎等。
- ✋ 按摩：用拇指和食指捏揉，力度由轻到重按摩1~2分钟，以能忍受为度。

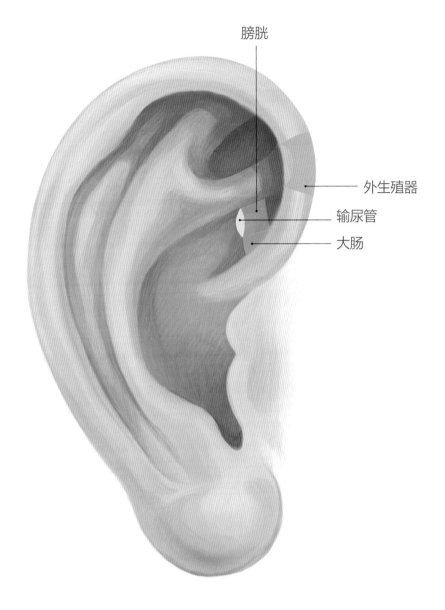

膀胱

外生殖器

输尿管

大肠

66. 膀胱反射区

📍 定位：在对耳轮下脚下方中部，大肠反射区直上方。

➕ 主治：后头痛、腰痛、坐骨神经痛、膀胱炎等。

✋ 按摩：用按摩棒对准反射区，以适当的力度按摩1~2分钟。也可用医用胶布将小米粒压贴于此，捏压30秒左右，至耳部有热痛感为止，保留压贴物。

67. 大肠反射区

📍 定位：在耳轮脚上方内1/3处。

➕ 主治：腹泻、便秘、痤疮、咳嗽等。

✋ 按摩：用食指来回旋转擦揉反射区，直至有发热感为止。也可用按摩棒对准反射区，以适当的力度按摩1~2分钟。

68. 输尿管反射区

📍 定位：在肾反射区与膀胱反射区之间。

➕ 主治：输尿管结石等。

✋ 按摩：用按摩棒对准反射区，以适当的力度按摩1~2分钟。也可用医用胶布将小米粒压贴于此，捏压30秒左右，至耳部有热痛感为止，保留压贴物。

69. 外生殖器反射区

📍 定位：在对耳轮下脚前方的耳轮处。

➕ 主治：带下、外阴瘙痒症、遗精、阳痿、睾丸炎、附睾炎等。

✋ 按摩：用拇指和食指捏揉反射区，力度由轻到重按摩1~2分钟。

70. 胃反射区

📍 定位：在耳轮脚消失处。

➕ 主治：消化不良、牙痛、胃痛、失眠等。

✋ 按摩：用按摩棒对准反射区，以适当的力度按摩1~2分钟。也可用医用胶布将小米粒压贴于此，捏压30秒左右，至耳部有热痛感为止，保留压贴物。

71. 食管反射区

📍 定位：在耳轮脚下方中1/3处。

➕ 主治：恶心、呕吐、食管炎、吞咽困难、胸闷等。

✋ 按摩：用食指来回旋转擦揉反射区，直至耳部有发热感为止。也可用按摩棒对准反射区，以适当的力度按摩1~2分钟。

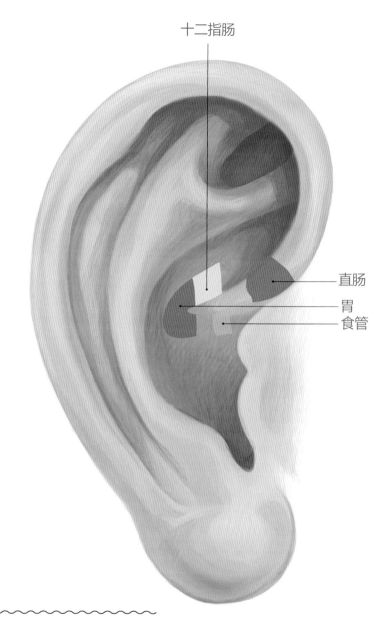

十二指肠

直肠

胃

食管

72. 直肠反射区

📍 定位：在耳轮脚棘前上方的耳轮处。

➕ 主治：腹泻、便秘、脱肛、痔疮等。

✋ 按摩：用拇指和食指捏揉，力度由轻到重按摩1~2分钟，以能忍受为度。

73. 十二指肠反射区

📍 定位：在耳轮脚上方外1/3处。

➕ 主治：十二指肠溃疡、胆囊炎、上腹痛等。

✋ 按摩：用按摩棒对准反射区，以适当的力度按摩1~2分钟。也可用医用胶布将小米粒压贴于此，捏压30秒左右，至耳部有热痛感为止，保留压贴物。

74. 内分泌反射区

- 📍 定位：在屏间切迹内，耳甲腔的前下部。
- ➕ 主治：糖尿病、经前期综合征、更年期综合征、月经不调等。
- ✋ 按摩：用按摩棒对准反射区，以适当的力度按摩 1~2 分钟。也可用医用胶布将小米粒压贴于此，捏压 30 秒左右，保留压贴物。

75. 颞反射区

- 📍 定位：在对耳屏外侧面的中部。
- ➕ 主治：偏头痛、眩晕、耳鸣、听力减退等。
- ✋ 按摩：用按摩棒对准反射区，以适当的力度按摩 1~2 分钟。也可用医用胶布将小米粒压贴于此，捏压 30 秒左右，至耳部有热痛感为止，保留压贴物。

76. 颈反射区

- 📍 定位：在对耳轮体前部下 1/5 处。
- ➕ 主治：落枕、颈椎病、头晕、耳鸣等。
- ✋ 按摩：食指指腹对准反射区，拇指掌侧置于耳背相应位置，并给予一定的压力，反复按摩 2~3 分钟，使局部产生热感。也可用按摩棒点压反射区 1~2 分钟。

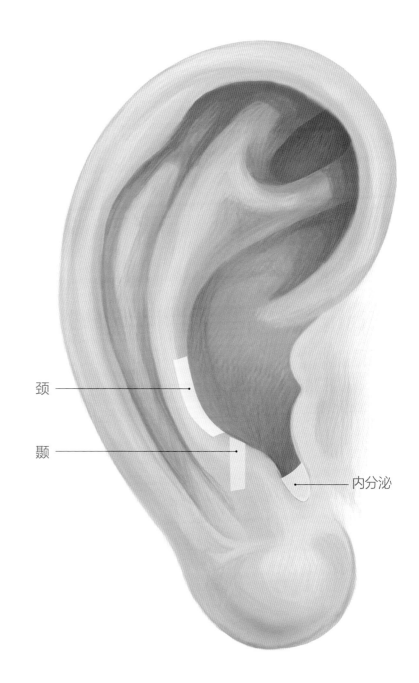

颈

颞

内分泌

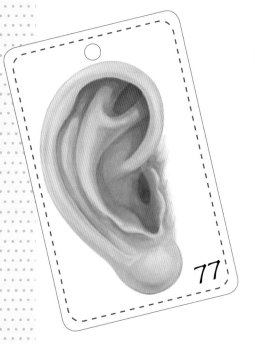

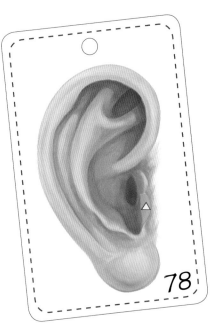

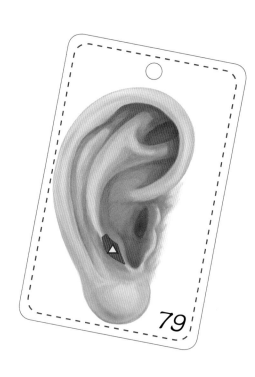

77. 外耳反射区

📍 定位：在屏上切迹前方近耳轮部。

➕ 主治：耳鸣、眩晕、听力减退等。

✋ 按摩：用食指或按摩棒点按反射区，力度由轻到重按摩1~2分钟，以能忍受为度。

78. 内鼻反射区

📍 定位：在耳屏内侧面下1/2处。

➕ 主治：鼻炎、上颌窦炎、感冒等。

✋ 按摩：用按摩棒对准反射区，以适当的力度按摩1~2分钟。也可用医用胶布将小米粒压贴于此，捏压30秒左右，至耳部有热痛感为止，保留压贴物。

79. 皮质下反射区

📍 定位：在对耳屏内侧面。

➕ 主治：多种痛症、神经衰弱、假性近视、月经不调等。

✋ 按摩：用食指来回旋转擦揉反射区，直至有发热感为止。也可用医用胶布将小米粒压贴于此，捏压30秒左右，保留压贴物。

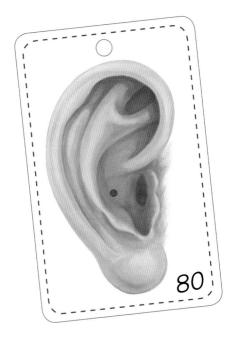

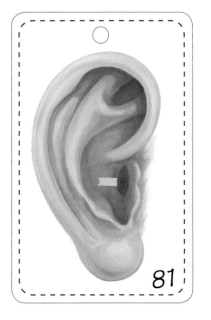

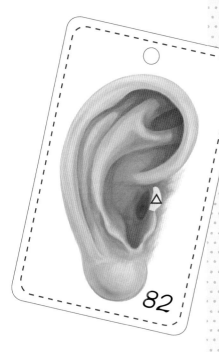

80. 心反射区

📍 定位：在耳甲腔正中凹陷处。

➕ 主治：心血管疾病、声嘶等。

✋ 按摩：用按摩棒对准反射区，以适当的力度按摩 1~2 分钟。也可用医用胶布将小米粒压贴于此，捏压 30 秒左右，至耳部有热痛感为止，保留压贴物。

81. 气管反射区

📍 定位：在外耳孔与心反射区之间。

➕ 主治：咳嗽、哮喘等。

✋ 按摩：用食指来回旋转擦揉反射区，直至耳部有发热感为止。也可用医用胶布将小米粒压贴于此，捏压 30 秒左右，至耳部有热痛感为止，保留压贴物。

82. 咽喉反射区

📍 定位：在耳屏内侧面上 1/2 处。

➕ 主治：咽炎、扁桃体炎等。

✋ 按摩：用食指来回旋转擦揉反射区，直至耳部有发热感为止。也可用按摩棒对准反射区，以适当的力度按摩 1~2 分钟。

耳背面反射区

耳背面反射区包括脾、肺、心、肝、肾等反射区，与耳正面反射区相配合，可调理消化系统、呼吸系统、循环系统等方面的病症。

从耳朵形态识健康

	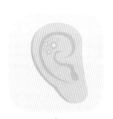	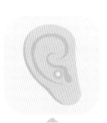	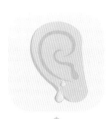
耳郭红肿	**局部有结节**	**耳窍内长肉**	**耳窍内流脓**
风热、肝阳火盛	**肝硬化、肿瘤**	**体内有热毒**	**虚火上炎**
耳郭红肿为风热、肝阳火盛的表现，常伴有咳嗽、鼻塞、头痛等症状。	耳朵局部有结节，或条索状隆起，或点状凹陷，可能为肝硬化或肿瘤的征象。	耳窍内有小肉突出，形如樱桃，头大蒂小，又称耳痔，多由肝胆热毒引起。	耳窍内流出脓液，可由风热上扰、肝胆湿热或肾阴虚损、虚火上炎引起。也有可能是细菌或病毒感染所导致。

改善耳鸣小妙招

养成好的习惯：不良生活习惯是诱发耳鸣的重要因素之一，如吸烟、酗酒等。因此，要想远离耳鸣，我们首先要养成良好的生活习惯。

减少脂肪摄入：脂肪摄入量过高，会引起血脂升高，导致血液循环障碍，从而诱发耳鸣，更有甚者还会导致耳聋。

补充铁元素：机体一旦缺乏铁元素，红细胞输送氧气的效率就会大大降低，耳部得不到充足的营养便易出现耳鸣，因此及时补充铁元素可有效缓解耳鸣困扰。

补充锌元素：除了缺铁，缺锌也是造成耳鸣的重要因素之一。多吃一些锌含量较高的食物，可有效预防或改善耳鸣症状。

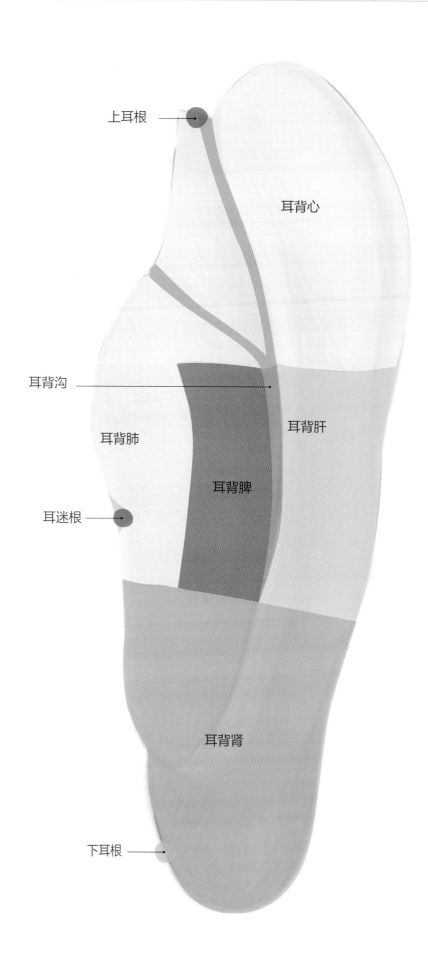

上耳根

耳背心

耳背沟

耳背肺

耳背肝

耳背脾

耳迷根

耳背肾

下耳根

1. 耳背脾反射区

📍 定位：在耳背中央部。

➕ 主治：胃痛、纳呆、消化不良、腹胀、腹泻等。

✋ 按摩：拇指指腹对准反射区，食指指腹置于耳屏相应位置，并给予一定的压力，反复按摩2~3分钟，使局部产生热感。

2. 耳背肺反射区

📍 定位：在耳背中部近乳突侧。

➕ 主治：咳嗽、哮喘、皮肤瘙痒症、皮肤病等。

✋ 按摩：拇指指腹对准反射区，食指指腹置于耳屏相应位置，并给予一定的压力，反复按摩2~3分钟，使局部产生热感。

3. 耳背心反射区

📍 定位：在耳背上部。

➕ 主治：失眠、心悸、多梦、高血压等。

✋ 按摩：拇指指腹对准反射区，食指指腹置于耳屏相应位置，并给予一定的压力，反复按摩2~3分钟，使局部产生热感。

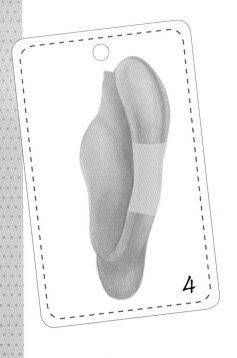

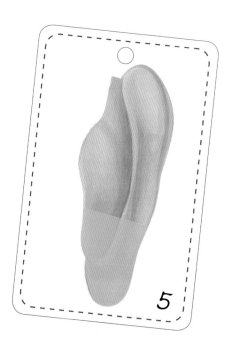

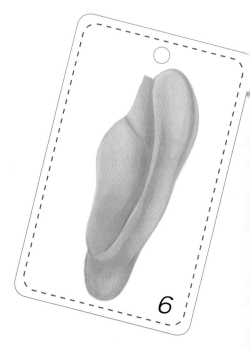

4. 耳背肝反射区

📍 定位: 在耳背中部近耳轮侧。

➕ 主治: 肝炎、肝硬化、胆囊炎、胆石症、失眠等。

✋ 按摩: 拇指指腹对准反射区，食指指腹置于耳屏相应位置，并给予一定的压力，反复按摩 2~3 分钟，使局部产生热感。

5. 耳背肾反射区

📍 定位: 在耳背下部。

➕ 主治: 头痛、头晕、神经衰弱、月经不调等。

✋ 按摩: 拇指指腹对准反射区，食指指腹置于耳屏相应位置，并给予一定的压力，反复按摩 2~3 分钟，使局部产生热感。

6. 耳背沟反射区

📍 定位: 在耳背对耳轮沟和对耳轮上下脚沟处。

➕ 主治: 高血压、皮肤瘙痒症等。

✋ 按摩: 拇指指腹对准反射区，食指指腹置于耳屏相应位置，并给予一定的压力，反复按摩 2~3 分钟，使局部产生热感。

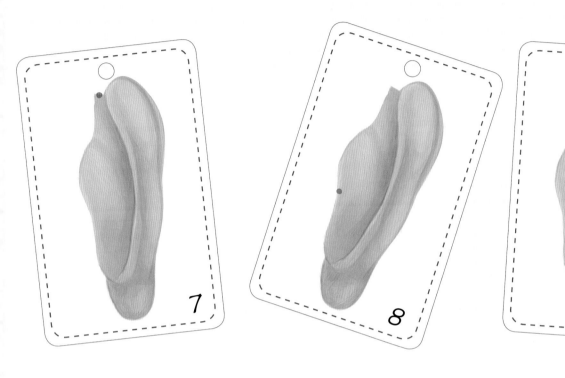

7 8 9

〰〰〰〰〰〰〰〰　　〰〰〰〰〰〰〰〰　　〰〰〰〰〰〰〰〰

7. 上耳根反射区

📍 定位：在耳根最上处。

➕ 主治：哮喘、多种疼痛等。

✋ 按摩：拇指指尖对准反射区，食指指腹置于耳屏相应位置，并给予一定的压力，按压1~2分钟，使局部产生热感。

8. 耳迷根反射区

📍 定位：在耳轮脚后沟起始的耳根处。

➕ 主治：胃痛、心动过速、腹痛、单纯性腹泻、原发性高血压、耳鸣、胆囊炎、胆石症等。

✋ 按摩：拇指指尖对准反射区，食指指腹置于耳屏相应位置，并给予一定的压力，按压1~2分钟，使局部产生热感。

9. 下耳根反射区

📍 定位：在耳根最下处。

➕ 主治：哮喘、多种疼痛、低血压等。

✋ 按摩：拇指指尖对准反射区，食指指腹置于耳屏相应位置，并给予一定的压力，按压1~2分钟，使局部产生热感。

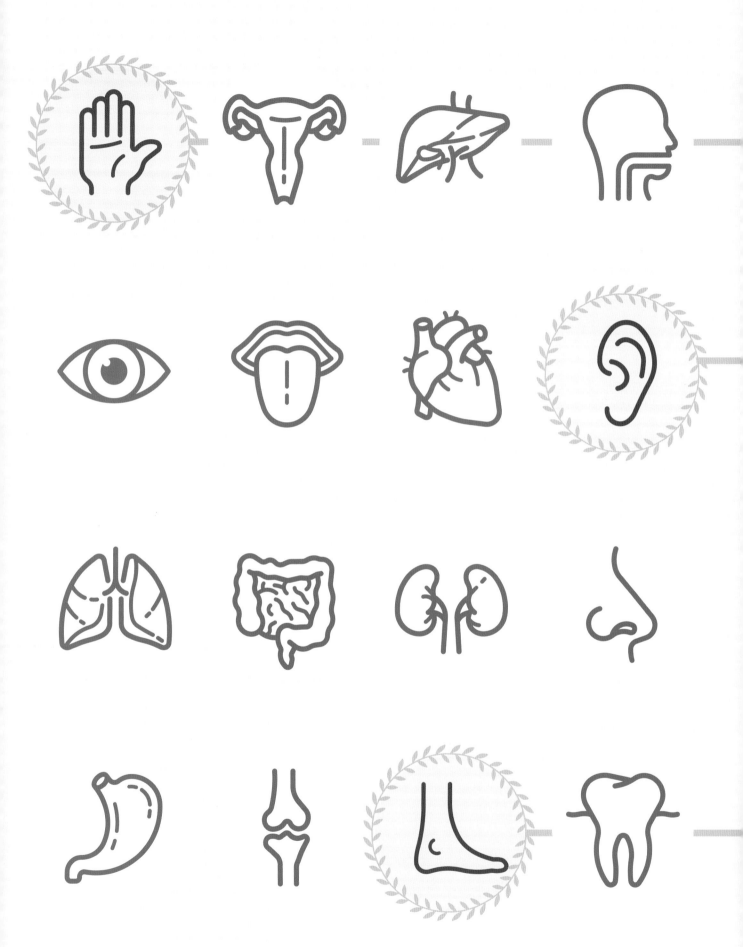

第五章
常见病的对症按摩法

随着现代人生活节奏加快、竞争压力加剧,感冒、咳嗽、颈椎病、肩周炎、便秘、月经不调等常见病经常困扰着人们的工作和生活;工作的繁重,运动量的减少,加之饮食过于精细化,导致糖尿病、高血压患者日益年轻化……本章将常见疾病的反射区按摩手法加以整理以供读者参考,希望能够帮助读者强健身体、调养身心、预防疾病。

感冒

感冒俗称"伤风"，是一种常见的急性上呼吸道感染性疾病。其常见症状
为鼻塞、打喷嚏、流涕、发热、咳嗽、嗓子疼、头痛等，季节交替时多发。感冒
患者除服用药物缓解症状外，还可以通过按摩足部、手部、耳部来改善症状。

足部反射区

- 肾上腺反射区
- 膀胱反射区
- 胸部淋巴结
  反射区
- 甲状旁腺反射区
- 垂体反射区

手部反射区
及穴位

- 胸腔呼吸器官区
  反射区
- 合谷穴
- 咽喉点
- 肺点

耳部反射区

- 胃反射区
- 外鼻反射区
- 肺反射区
- 肾上腺反射区
- 神门反射区

用拇指指腹按揉
肾上腺反射区、膀
胱反射区、胸部淋巴结
反射区各5~8分钟，每
天1~2次。

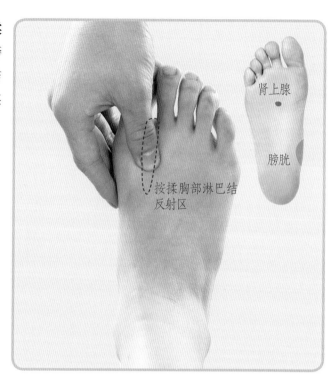

按揉胸部淋巴结
反射区

肾上腺

膀胱

用拇指指腹按揉
甲状旁腺反射区、
垂体反射区各3~5分钟，
每天1~2次。

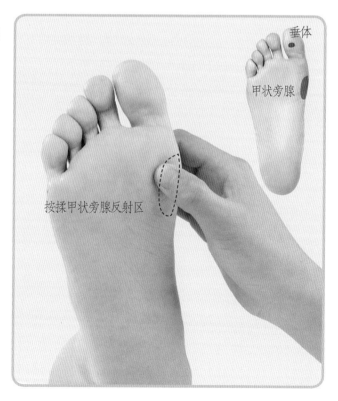

垂体

甲状旁腺

按揉甲状旁腺反射区

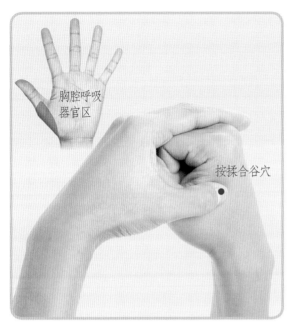

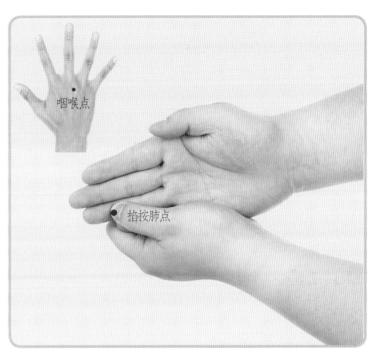

用拇指指腹按揉胸腔呼吸器官区反射区、合谷穴各 3~5 分钟，用力宜轻柔，每天 1~2 次。

用拇指指尖掐按肺点、咽喉点各 3~5 分钟，使局部有热胀感为宜，每天 1~2 次。

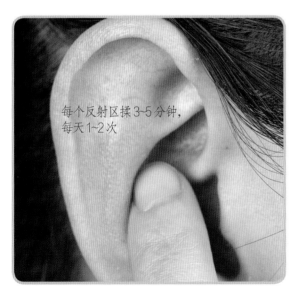

用手指来回旋转擦揉胃反射区、外鼻反射区、肺反射区、肾上腺反射区和神门反射区。

温馨提示

日常防护

初春以及秋末冬初是呼吸道疾病高发季节，应尽量少去人群密集的公共场所；出门最好戴口罩，防止交叉感染。

患期护理

感冒期间应注意休息，多喝白开水。夏日可以用藿香、佩兰泡茶饮用，以发汗解表；冬季可用生姜、大枣等煮水饮用，以祛寒解表。

咳嗽

咳嗽是一种常见的呼吸道症状，其诱发因素不同，表现亦各有差异。急性咳嗽如果不能得到及时、有效的治疗，由急性转为慢性后会给患者的工作和生活带来很大的困扰。患者除需服用药物予以治疗外，同时应加强锻炼，提高抗病能力，还可以通过按摩的方式予以调理和改善。

足部反射区及穴位

- 肺和支气管反射区
- 肾反射区
- 输尿管反射区
- 膀胱反射区
- 太溪穴

手部反射区及穴位

- 胸腔呼吸器官区反射区
- 肺点
- 哮喘新穴
- 三间穴

耳部反射区

- 肺反射区
- 气管反射区
- 肾上腺反射区

用拇指指腹推揉
肺和支气管反射区、肾反射区、输尿管反射区、膀胱反射区各5~8分钟，每天早晚各推揉1次。

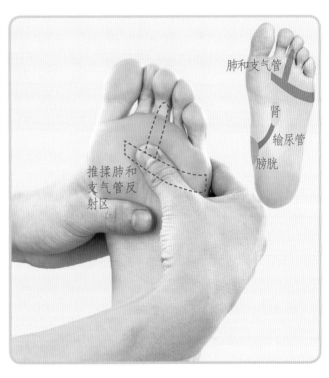

推揉肺和支气管反射区

肺和支气管

肾

输尿管

膀胱

用拇指指甲掐按
太溪穴2~3分钟，每天早晚各掐按1次。

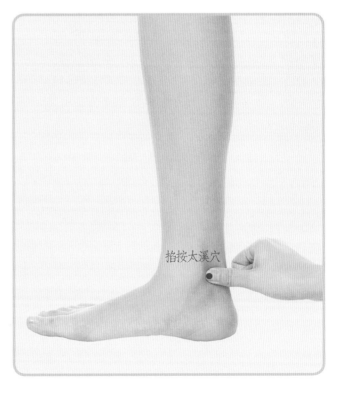

掐按太溪穴

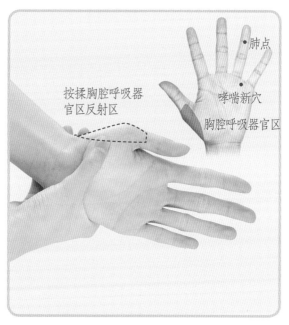

用**拇指指腹按揉**胸腔呼吸器官区反射区、肺点、哮喘新穴各5~8分钟。按揉时用力宜轻柔，动作宜和缓，每天早晚各按揉1次。

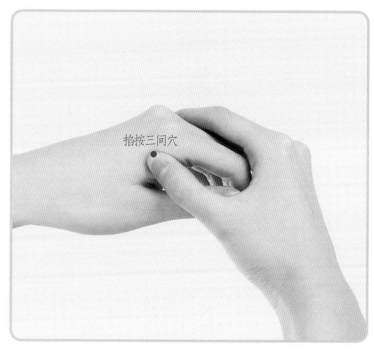

用**拇指指尖用力掐按**三间穴2~3分钟，每天早晚各掐按1次。也可以用一束牙签刺激。

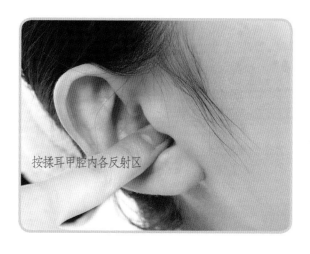

用**双手食指指腹按揉**肺反射区、气管反射区和肾上腺反射区各5~8分钟，每天早晚各按1次。

温馨提示

合理饮食

平时应多吃一些有助于化痰润肺的食物，如白萝卜、雪梨、百合等；不要吃辛辣刺激的食物，以免对喉咙造成刺激，加剧咳嗽。

日常保健

患者应根据气候变化及时增减衣物；尽量少去人群密集或空气不流通的密闭场所；在家里要经常开窗通风换气；远离花粉和粉尘较多的场所。

头痛

头痛的形式多种多样,有单纯性头痛,也有部分人伴有恶心、呕吐、头晕等症状,病情严重者可丧失工作和自理能力。头痛患者除进行必要的药物治疗或物理治疗外,还可以通过按摩的方式予以调理和改善。

足部反射区及穴位

- 大脑反射区
- 小脑、脑干反射区
- 胃反射区
- 太冲穴

手部反射区及穴位

- 额窦反射区
- 大脑反射区
- 大陵穴

耳部反射区

- 神门反射区
- 皮质下反射区
- 交感反射区

用拇指指腹推按大脑反射区,小脑、脑干反射区,胃反射区各3~5分钟,每天2次。

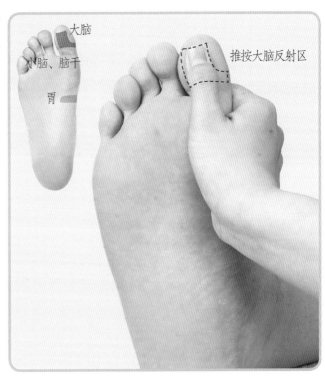

大脑
小脑、脑干
胃
推按大脑反射区

拇指指尖用力掐按太冲穴2~3分钟,每按压15秒放松一下,每天2次。

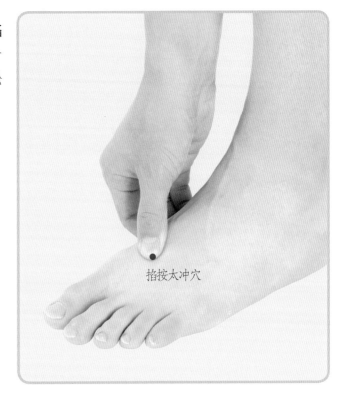

掐按太冲穴

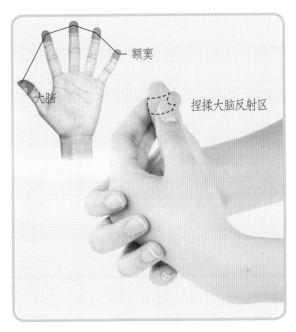

用拇指和食指指腹捏揉额窦反射区、大脑反射区各3~5分钟。也可用夹子夹住手指顶端的反射区，保持约2分钟，每天2次。

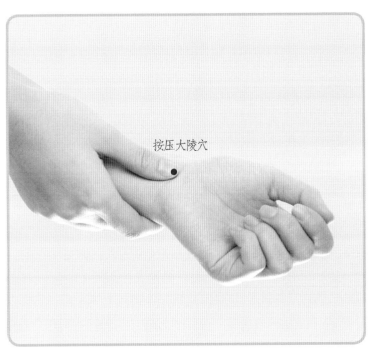

用拇指指腹按压大陵穴2~3分钟，每天2次。也可用艾灸或一束牙签刺激。

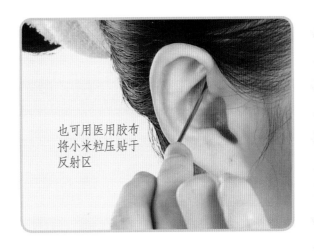

用按摩棒点按神门反射区、皮质下反射区、交感反射区各5~8分钟，每天2次。可以自己对着镜子操作。

温馨提示

饮食起居管理

长期头痛的患者平时应注意清淡饮食，避免吃过咸的食物；也不宜饮用含咖啡因的饮料；同时还应养成有规律的作息习惯，早睡早起，避免熬夜。

止痛药不可滥用

某些止痛药的确可以帮助缓解头痛，但需在医生指导下使用。滥用止痛药不仅会掩盖某些病情，耽误治疗，还有可能导致药物依赖。

耳鸣

耳鸣为耳科疾病中的常见病症，其主要症状为患者耳内或颅内持续产生嗡嗡或嘶鸣等异常声音。中医认为，耳鸣多为肝胆风火上逆，或外感风邪、肾气虚弱所致。患者除需服用药物治疗外，还可以通过按摩的方式予以调理和改善。

足部反射区及穴位

- 内耳迷路反射区
- 耳反射区
- 足临泣穴
- 足窍阴穴
- 至阴穴

手部反射区及穴位

- 耳反射区
- 肾反射区
- 关冲穴

耳部反射区

- 内耳反射区
- 外耳反射区
- 肾反射区

用拇指指腹按揉 内耳迷路反射区、耳反射区各3~5分钟，每天1~2次。

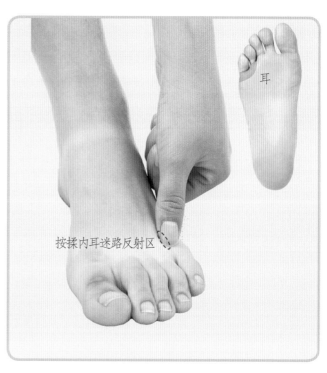

耳

按揉内耳迷路反射区

用拇指指尖垂直按压 足临泣穴、足窍阴穴、至阴穴各3~5分钟，至有酸胀感即可，每天1~2次。

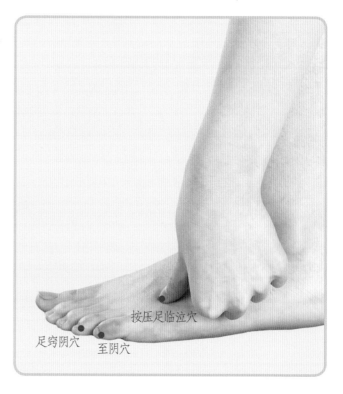

按压足临泣穴

足窍阴穴 至阴穴

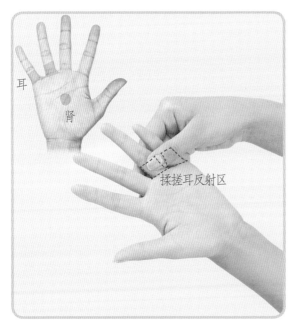

用**拇指和食指揉搓**耳反射区、肾反射区各5~8分钟，每天1~2次。也可用牙签刺激。

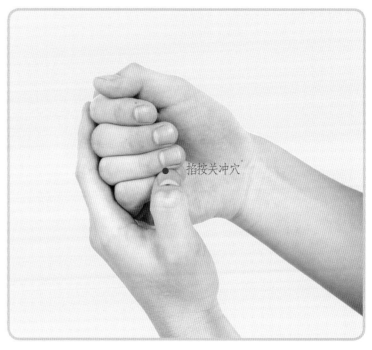

用**拇指指尖掐按**关冲穴2~3分钟，每天1~2次。

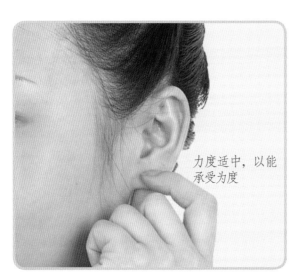

用**拇指和食指捏揉**内耳反射区、外耳反射区、肾反射区各5~8分钟，力度以可忍受为度。也可用按摩棒对准反射区，以适当的力度按摩3~5分钟，每天1~2次。

温馨提示

避免噪声刺激

噪声对听力的影响也较大，可导致或加重耳鸣。长期处于噪声环境中，或遇有特别尖锐的噪声时，应佩戴耳塞等防护用具。

调整睡眠及情绪

睡眠障碍、焦虑、抑郁等不良情绪易加重耳鸣症状。耳鸣患者应注意规律作息，避免过度疲劳，积极调整不良情绪。

失眠

失眠，又称"入睡和维持睡眠障碍"，是指人无法入睡或无法保持睡眠状态。睡眠对于人体健康极为重要，人的一生几乎有三分之一的时间都在睡眠中度过。睡眠不足会严重影响情绪，长期失眠更会影响身体健康。按摩就是一种很好的辅助治疗手段。

足部反射区及穴位

- 失眠点反射区
- 三叉神经反射区
- 申脉穴
- 太冲穴
- 涌泉穴

手部反射区及穴位

- 甲状旁腺反射区
- 大脑反射区
- 神门穴

耳部反射区

- 心反射区
- 枕反射区
- 额反射区
- 皮质下反射区

用拇指指腹按揉失眠点反射区、三叉神经反射区各 3~5 分钟，每天 2 次。

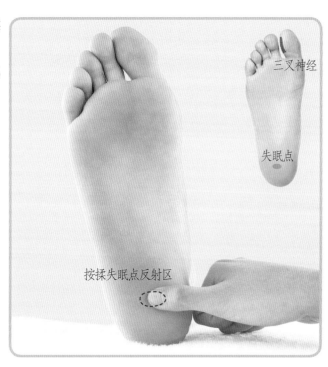

三叉神经

失眠点

按揉失眠点反射区

用拇指指腹垂直按压申脉穴 1~3 分钟。用拇指指腹推按太冲穴、涌泉穴各 1~3 分钟，每天 2 次。

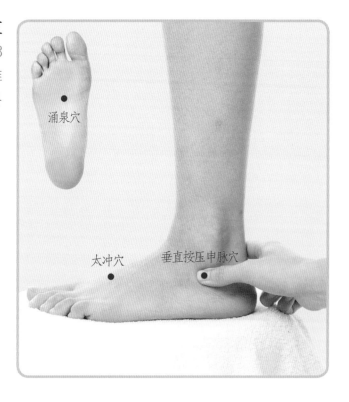

涌泉穴

太冲穴

垂直按压申脉穴

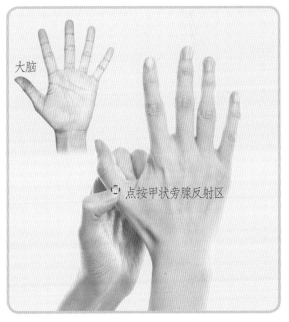

用**拇指指尖点按**甲状旁腺反射区1~3分钟。用拇指指腹按揉大脑反射区1~3分钟。也可用夹子夹住，过一段时间再松开。

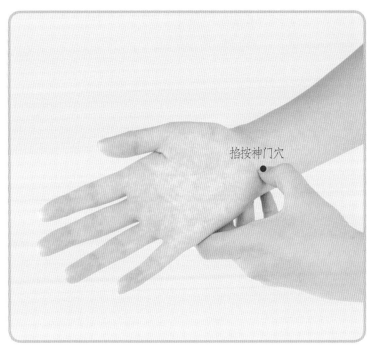

用**拇指指尖垂直掐按**神门穴1~3分钟，先左后右。还可用牙签刺激。

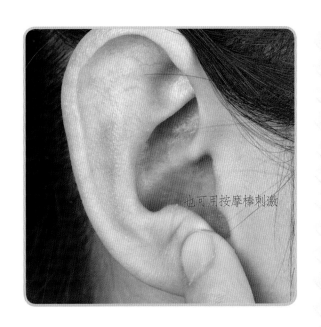

用**食指来回旋转擦揉**心反射区、枕反射区、额反射区、皮质下反射区各5~8分钟，使局部产生热感，每天2次。

温馨提示

心理调适
患者首先要保持平稳的心态，不要过度紧张、焦虑，可以听一些舒缓的音乐促进睡眠。

生活起居
患者睡前应避免饮用浓茶、浓咖啡，可以喝一杯热牛奶；避免做剧烈的运动；睡眠环境应幽静，并避免噪声和灯光干扰。

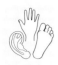

腹泻

　　腹泻俗称"拉肚子"，是指排便频率明显超过平日的习惯频率，粪质稀薄，且含未消化食物，或含脓血、黏液，常伴有排便急迫感、肛门不适、失禁等症状。除对腹泻患者采取必要的药物治疗外，还可以通过按摩的方式予以辅助治疗。

足部反射区及穴位

- 腹腔神经丛反射区
- 肾上腺反射区
- 膀胱反射区
- 升结肠反射区
- 内庭穴

手部反射区及穴位

- 腹腔神经丛反射区
- 胃脾大肠区反射区
- 升结肠反射区
- 腹泻点
- 商阳穴

耳部反射区

- 神门反射区
- 大肠反射区
- 直肠反射区

用拇指指腹按揉腹腔神经丛反射区、肾上腺反射区、膀胱反射区、升结肠反射区各5~8分钟，每天2次。

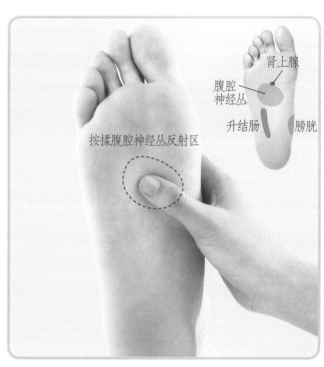

肾上腺
腹腔神经丛
升结肠　膀胱
按揉腹腔神经丛反射区

用食指指腹垂直按压内庭穴2~3分钟，力度稍重，每天2次。也可以用发夹或一束牙签刺激。

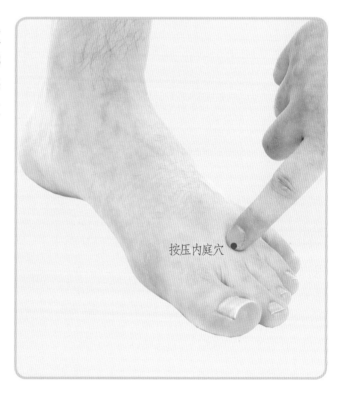

按压内庭穴

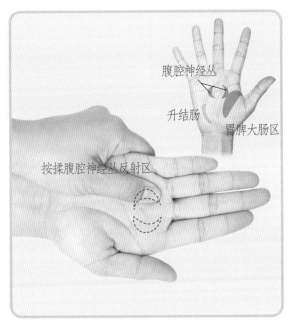

用拇指指腹按揉腹腔神经丛反射区、胃脾大肠区反射区和升结肠反射区各5~8分钟，力度适中，以有酸胀感为宜，每天2次。

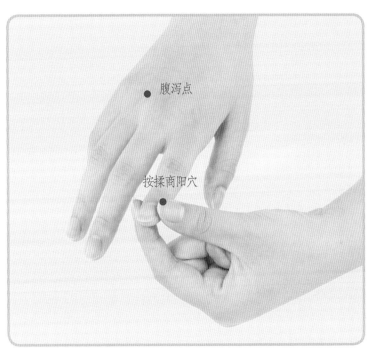

用拇指指腹按揉商阳穴和腹泻点各2~3分钟。

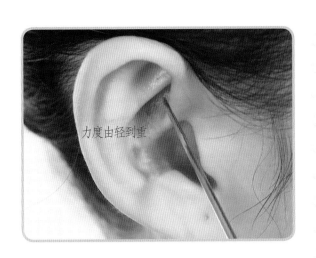

用按摩棒点按神门反射区、大肠反射区、直肠反射区各5~8分钟，缓慢用力，以局部皮肤发红为度，每天2次。

温馨提示

饮食起居调理

腹泻期间，应少食淀粉和脂肪含量过高的食物；不宜食生冷刺激与不易消化的食物；应注意保暖，不要过度疲劳，饮食起居要有规律。

不可盲目用药

腹泻患者不可盲目地服用止泻药。如果是消化不良引起的腹泻，可以通过调整饮食来调理；如果是胃肠道功能紊乱引起的腹泻，应在专业医师指导下用药。如果腹泻的同时伴随剧烈腹痛，应该及时前往正规医疗机构就诊。

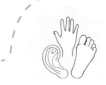

便秘

便秘主要表现为排便次数减少（每周少于 3 次）、排便困难、粪便干结等。便秘患者除需调整饮食结构、适当增加锻炼外，还可以通过按摩的方式予以调理和改善。

足部反射区及穴位

- 胃反射区
- 升结肠反射区
- 横结肠反射区
- 大都穴
- 解溪穴

手部反射区

- 胃脾大肠区反射区
- 升结肠反射区
- 横结肠反射区

耳部反射区

- 三焦反射区
- 肛门反射区
- 大肠反射区
- 直肠反射区

用拇指指腹推按

胃反射区、升结肠反射区、横结肠反射区各 2~3 分钟，每天 2 次。也可用浴刷刺激。

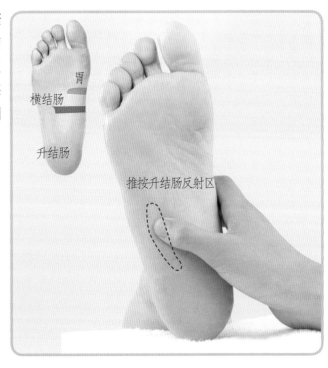

胃
横结肠
升结肠
推按升结肠反射区

用拇指指端按压

大都穴、解溪穴各 2~3 分钟，每天 2 次。反复刺激此二穴对缓解症状很有帮助。尤其适合体质差、结肠收缩无力的顽固性便秘患者。

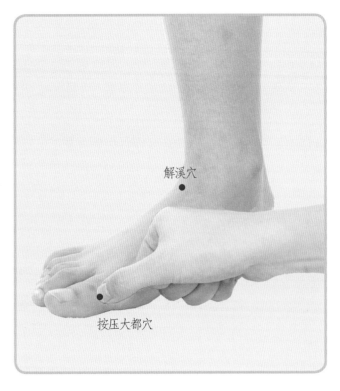

解溪穴
按压大都穴

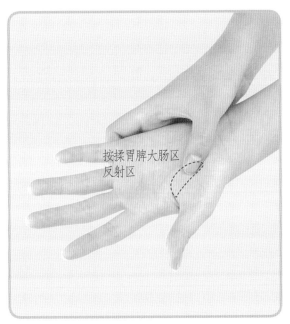

用**拇指指腹按揉**胃脾大肠区反射区
5~8分钟，力度宜适中，每天2次。

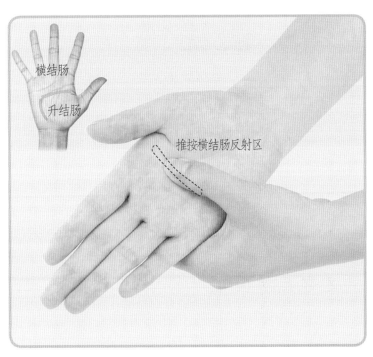

用**拇指指腹推按**升结肠反射区、横结肠反射
区各3~5分钟，每天2次。

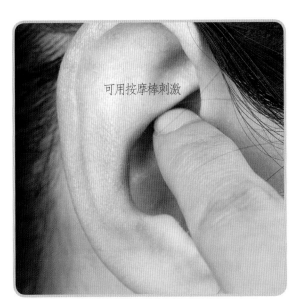

用**食指指腹来回擦揉**三焦反射区、肛
门反射区、大肠反射区、直肠反射区
各5~8分钟，每天2次。手法由轻到重，以
能忍受为度。按摩后耳轮发红并有热感即可。

温馨提示

清淡饮食

患者平时宜多食膳食纤维丰富、富含
B族维生素及有润肠功效的食物，如粗粮、豆类、
芹菜、蜂蜜、黑芝麻等，少食肥甘厚味及辛辣
刺激性食物。

按时排便

每天在固定的时间去蹲一蹲厕所，最好选择在清
晨或餐后2小时，长期坚持有助于形成排便反射，
改善便秘症状。

肩周炎

肩周炎俗称"五十肩"，以肩关节疼痛和活动受限为主要症状。本病如得不到有效的治疗，可严重影响肩关节的功能。肩周炎患者除予以必要的药物治疗、康复锻炼外，还可以通过按摩来改善症状。

足部反射区及穴位

- 肩胛骨反射区
- 颈椎反射区
- 隐白穴
- 至阴穴

手部反射区及穴位

- 肩关节反射区
- 肩点

耳部反射区

- 肩反射区
- 肘反射区
- 锁骨反射区
- 神门反射区
- 肝反射区

用拇指指腹沿脚趾向脚背推按肩胛骨反射区、颈椎反射区各3~5分钟，每天2次。

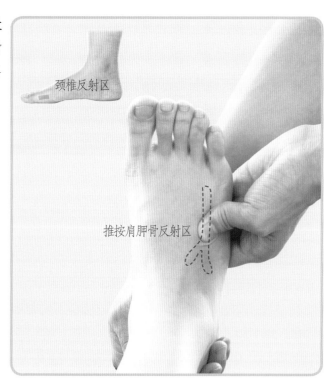

颈椎反射区

推按肩胛骨反射区

用发夹或牙签点刺隐白穴、至阴穴各3~5分钟，每天2次。

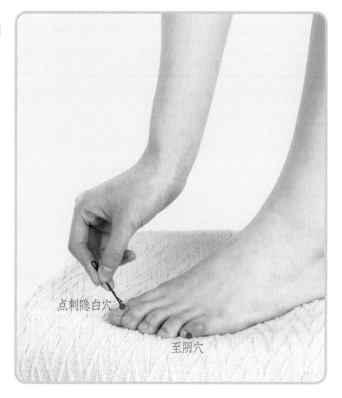

点刺隐白穴

至阴穴

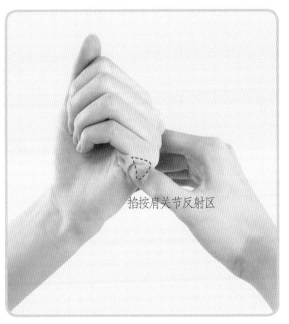

掐按肩关节反射区

用拇指指尖掐按肩关节反射区 5~8 分钟，每天 2 次。

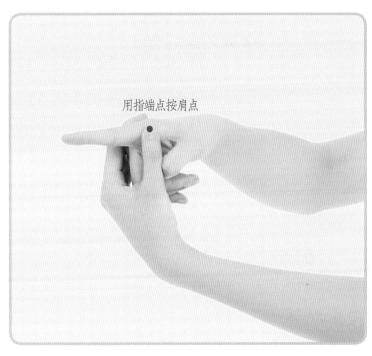

用指端点按肩点

用拇指指端点按肩点 2~3 分钟，每天 2 次。

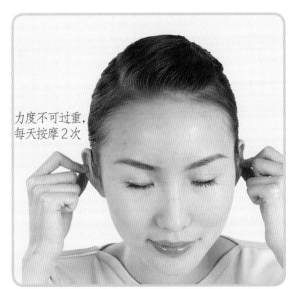

力度不可过重，每天按摩 2 次

用拇指和食指捏揉锁骨反射区 2~3 分钟，力度由轻到重。用按摩棒或食指点压肩反射区、肘反射区、神门反射区、肝反射区各 3~5 分钟。

温馨提示

合理饮食

患者每天应适量摄入富含蛋白质、维生素等营养成分的食物，如牛奶、大枣等；减少食用辛辣刺激、过于油腻的食品。

生活起居

患者在日常生活中应注意多休息，避免剧烈运动；注意保暖，天冷时应及时增添衣物；不要过多接触冷水，以免病情加重。

颈椎病

颈椎病的主要症状为颈背疼痛、上肢无力、手指麻木，严重者头痛头晕、恶心呕吐，乃至视物模糊、心动过速、吞咽困难等。颈椎病患者除必要的药物治疗、康复锻炼外，还可以通过按摩的方式予以调理和改善。

足部反射区

- 肩胛骨反射区
- 颈项反射区
- 颈椎反射区
- 斜方肌反射区

手部反射区

- 颈椎反射区
- 脊柱反射区

耳部反射区

- 颈椎反射区
- 颈反射区
- 锁骨反射区

用食指关节刮按
肩胛骨反射区、颈项反射区各3~5分钟，每天1~2次。

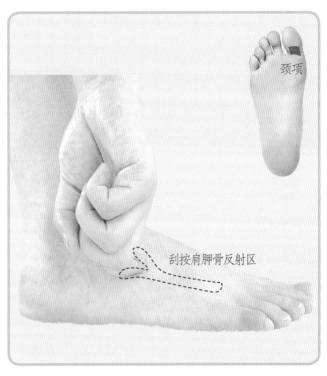

颈项

刮按肩胛骨反射区

用拇指指腹推按
足部颈椎反射区、斜方肌反射区各3~5分钟,每天1~2次。

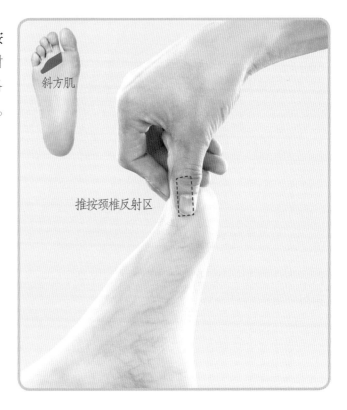

斜方肌

推按颈椎反射区

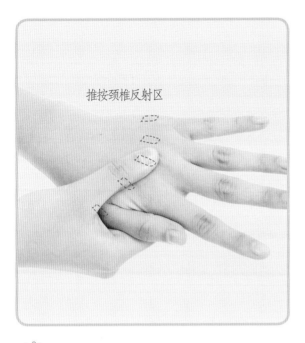

用拇指指腹推按颈椎反射区 3~5 分钟，每天 1~2 次。

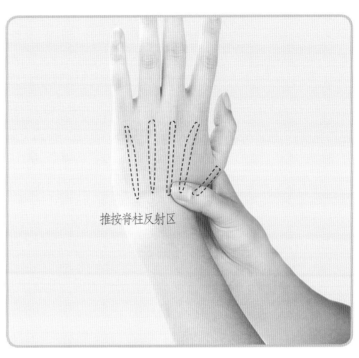

用拇指指腹推按脊柱反射区 2~3 分钟，每天 1~2 次。

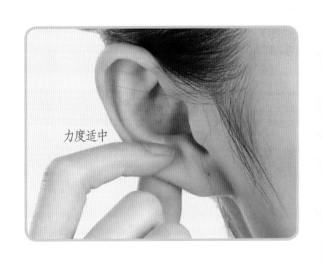

用拇指和食指反复捏揉颈椎反射区、颈反射区、锁骨反射区各 3~5 分钟，以局部产生热感为佳。也可用按摩棒点按反射区，每天 1~2 次。

温馨提示

注意休息
颈椎病患者平时应注意休息，避免长时间低头工作。急性发作期或者初次发作的患者，应卧床休息 1 周左右，避免病情加重。

注意保暖
颈椎病患者平时需做好颈部的保暖，避免颈部受凉。颈部受凉会导致局部毛细血管收缩，加重颈背部的疼痛和僵硬感。

慢性支气管炎

慢性支气管炎临床上以咳嗽、咳痰或伴有喘息为主要特征。此病患者中以老年人居多。患者除应戒烟、戒酒、避免接触过敏因素外，还可以通过按摩的方式予以调理和改善。

足部反射区及穴位

- 腹腔神经丛反射区
- 肾反射区
- 肺和支气管反射区
- 涌泉穴

手部反射区及穴位

- 胸腔呼吸器官区反射区
- 肺和支气管反射区
- 咳喘点

耳部反射区

- 肺反射区
- 外鼻反射区
- 气管反射区

用拇指指腹推按
腹腔神经丛反射区、肾反射区、肺和支气管反射区各5~8分钟，每天1~2次。

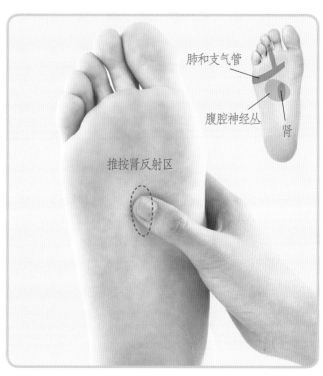

肺和支气管

腹腔神经丛

肾

推按肾反射区

用食指关节刮按
涌泉穴2~3分钟，每天1~2次。

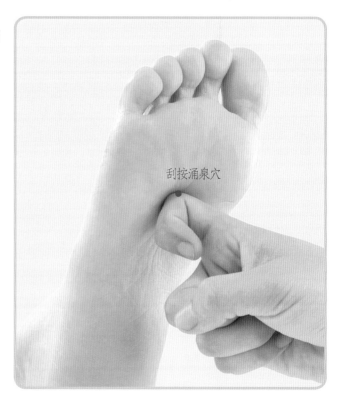

刮按涌泉穴

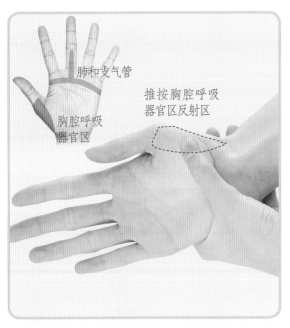

用拇指指腹推按胸腔呼吸器官区反射区、肺和支气管反射区各5~8分钟，每天1~2次。

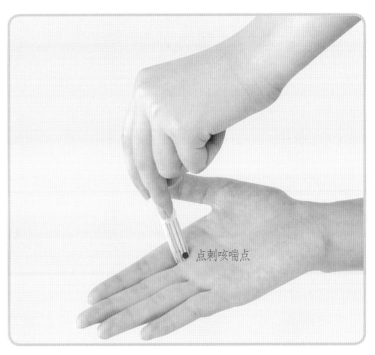

用拇指指端按揉或一束牙签点刺咳喘点2~3分钟，每天1~2次。

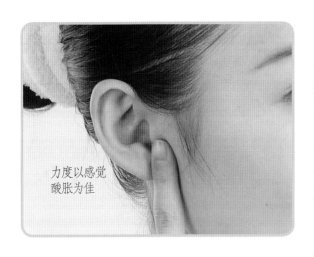

用食指指腹反复按揉肺反射区、外鼻反射区、气管反射区各3~5分钟，使局部产生热感为佳。也可用按摩棒点按反射区，每天1~2次。

温馨提示

日常保健

吸烟是慢性支气管炎主要的致病因素之一，所以主要的预防措施就是戒烟。另外，出门时应尽量戴口罩，防止有害气体或粉尘诱发此病。

注意保暖

冷空气容易诱使慢性支气管炎发作，所以在寒冷季节以及季节更替时要注意保暖，患者应根据气温变化及时增添衣物。

甲状腺疾病

甲状腺疾病是指因甲状腺功能障碍引起的一系列疾病，主要包括甲状腺功能异常、甲状腺炎、甲状腺肿、甲状腺肿瘤等。甲状腺疾病除可以通过饮食调理及药物治疗外，还可以通过按摩的方式予以调理和改善。

足部反射区

- 甲状腺反射区
- 颈部淋巴结反射区
- 垂体反射区

手部反射区

- 甲状腺反射区
- 垂体反射区
- 颈肩区反射区

耳部反射区

- 皮质下反射区
- 内分泌反射区
- 肾上腺反射区
- 缘中反射区

用拇指指腹推按甲状腺反射区2~3分钟，每天1~2次。

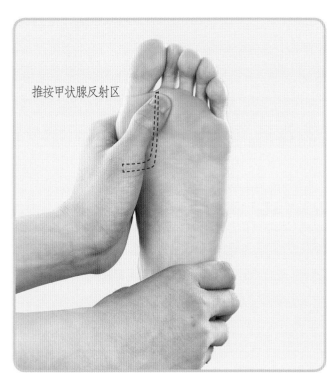

推按甲状腺反射区

用拇指指腹推按颈部淋巴结反射区、垂体反射区各5~8分钟，每天1~2次。

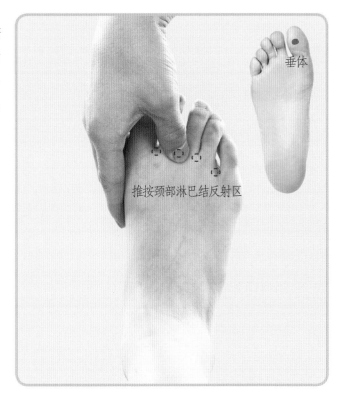

推按颈部淋巴结反射区

垂体

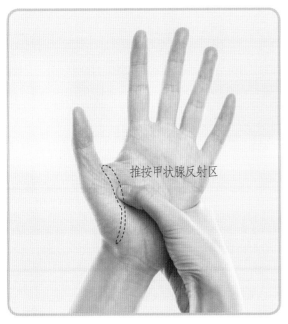

用**拇指指腹推按**甲状腺反射区 3~5 分钟，每天 1~2 次。

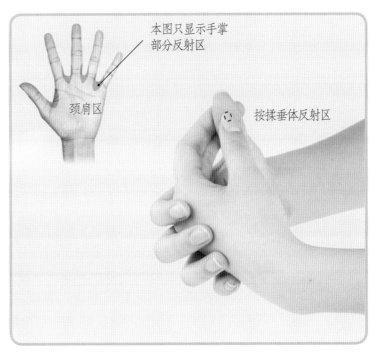

本图只显示手掌部分反射区

颈肩区

按揉垂体反射区

用**拇指指腹按揉**垂体反射区、颈肩区反射区各 3~5 分钟，每天 1~2 次。

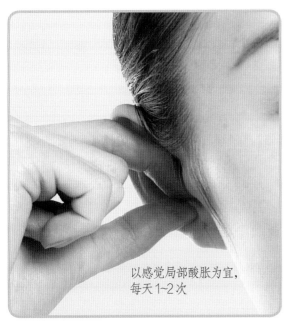

以感觉局部酸胀为宜，每天 1~2 次

用**拇指和食指捏揉**皮质下反射区、内分泌反射区、肾上腺反射区、缘中反射区各 5~8 分钟。

温馨提示

日常自我检查

如果发现颈部甲状腺区增大或出现包块、体重减轻、情绪暴躁等症状，应尽快去医院就诊。

碘摄入要适量

如果为碘缺乏引起的甲状腺肿，可适当食用加碘盐、海鲜和海藻等食物；如果为碘摄入过量引起的甲状腺肿，则应避免食用以上食物。

慢性胆囊炎

慢性胆囊炎的主要症状为患者右上腹长期出现隐痛。该病常与胆囊结石并存，症状虽不急迫，却严重影响患者的生活质量。患者平时除注意饮食，并在医生指导下服用药物外，还可以通过按摩的方式予以调理和改善。

足部反射区

- 肝反射区
- 胆囊反射区
- 肾反射区
- 胃反射区

手部反射区及穴位

- 胆囊反射区
- 胃脾大肠区反射区
- 合谷穴
- 神门穴

耳部反射区

- 胰胆反射区
- 十二指肠反射区
- 耳背肝反射区

用食指指节刮按肝反射区、胆囊反射区、胃反射区各5~8分钟，每天1~2次。也可用木棍刺激。

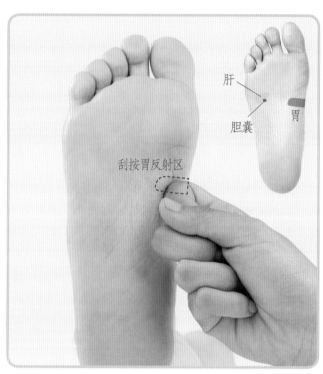

肝
胃
胆囊
刮按胃反射区

用食指关节重力按压肾反射区2~3分钟，每天1~2次。也可用木棍刺激。

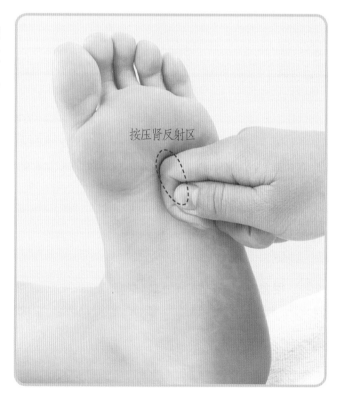

按压肾反射区

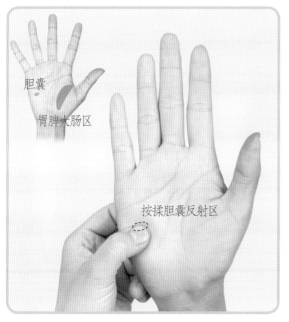

胆囊

胃脾大肠区

按揉胆囊反射区

用**拇指指腹按揉**右手胆囊反射区、胃脾大肠区反射区各 3~5 分钟，每天 1~2 次。

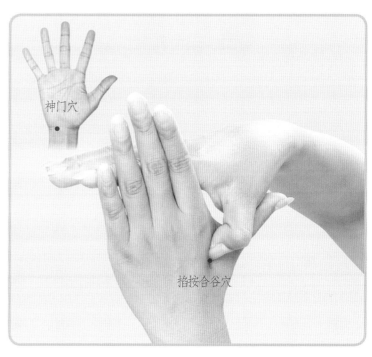

神门穴

掐按合谷穴

用**拇指指尖垂直掐按**合谷、神门两穴各 2~3 分钟，先左后右，每天 1~2 次。也可用一束牙签刺激。

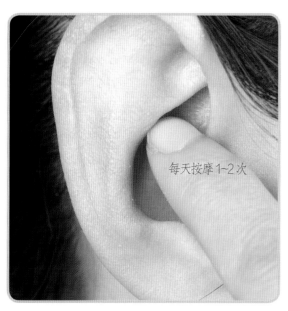

每天按摩 1~2 次

用**食指点按**胰胆反射区、十二指肠反射区各 3~5 分钟。用拇指和食指捏揉耳背肝反射区 5~8 分钟。

温馨提示

注意饮食

如果患者经常不吃早饭，或喜欢吃一些高脂肪、高胆固醇的食物，如蛋黄、肥肉等，而较少吃水果蔬菜，则易诱发慢性胆囊炎。

及时就医

出现急性胆囊炎时，患者应及时到医院就诊。

糖尿病

近些年，糖尿病的患病率和发病率急剧攀升。对于糖尿病的诊治，科学规范的药物治疗和日常饮食控制非常关键。除此之外，还可以通过按摩反射区的方式予以改善和调理。

足部反射区

- 肾上腺反射区
- 肾反射区
- 输尿管反射区
- 膀胱反射区
- 胰反射区
- 十二指肠反射区

手部反射区及穴位

- 胃脾大肠区反射区
- 肺点
- 脾点
- 肾点

耳部反射区

- 肝反射区
- 胰胆反射区
- 脾反射区
- 肾反射区
- 胃反射区

用拇指指腹按揉肾上腺反射区、肾反射区、输尿管反射区、膀胱反射区各5~8分钟，每天1~2次。

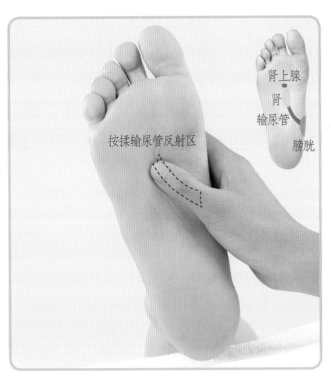

按揉输尿管反射区

肾上腺
肾
输尿管
膀胱

用拇指指腹按揉胰反射区、十二指肠反射区各3~5分钟，每天1~2次。

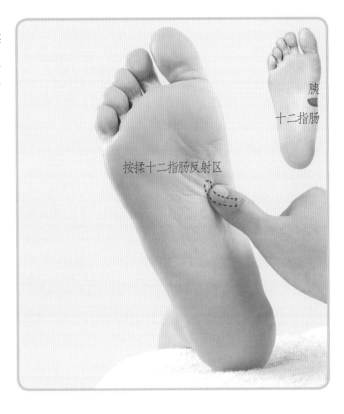

按揉十二指肠反射区

胰
十二指肠

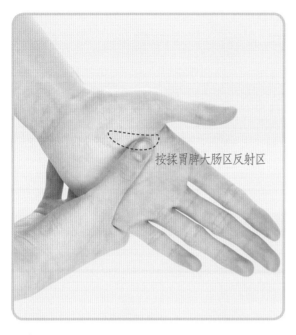

用**拇指指腹按揉**胃脾大肠区反射区
2~3分钟，每天1~2次。

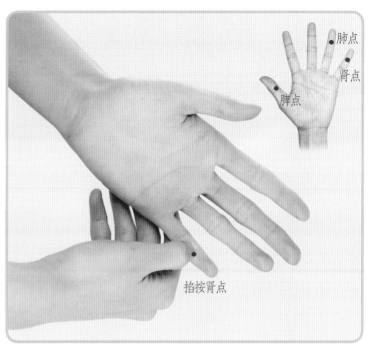

用**拇指指尖垂直掐按**肺点、脾点、肾点各
5~8分钟，每天1~2次。

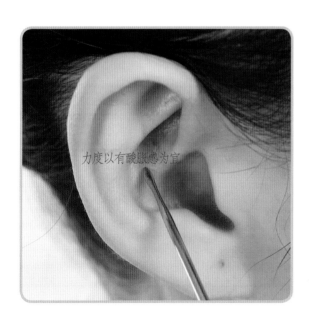

用**按摩棒点按**肝反射区、胃反射区、
胰胆反射区、脾反射区、肾反射区各
5~8分钟，每天1~2次。

温馨提示

合理饮食

患者三餐须规律，宜少量多餐，切忌
暴饮暴食。需严格限制动物内脏、蛋黄、肥肉、
鱿鱼、蟹黄等多脂类和高胆固醇食品的摄入。

适当运动

患者宜选择适合自己的运动，并定期适当地调
整运动计划。

高血压

高血压是导致中风、高血压性心脏病和肾功能衰竭等多种严重并发症的"罪魁祸首"之一。高血压患者平时除控制饮食、适度运动和口服药物降压等综合调理外，还可以通过按摩的方法予以改善和调理。

足部反射区及穴位

- 心反射区
- 大脑反射区
- 肾上腺反射区
- 肾反射区
- 涌泉穴

手部反射区及穴位

- 大脑反射区
- 命门点
- 肝点
- 心点
- 合谷穴

耳部反射区

- 角窝上反射区
- 肝反射区
- 肾反射区

用拇指指腹推按
心反射区、大脑反射区、肾上腺反射区、肾反射区各5~8分钟，每天1~2次。

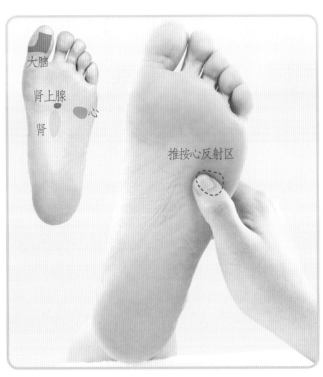

大脑
肾上腺
肾
心
推按心反射区

用食指关节刮按
涌泉穴2~3分钟，每天1~2次。

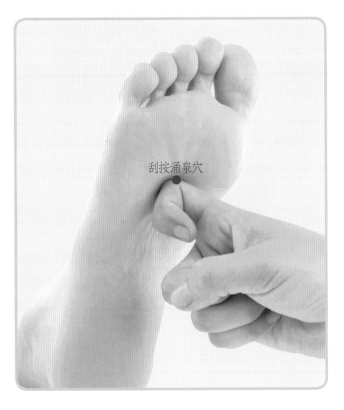

刮按涌泉穴

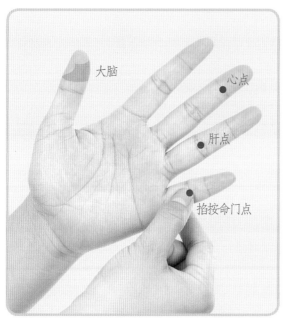

用拇指指腹按揉大脑反射区 3~5 分钟。用指尖掐按命门点、肝点、心点各 5~8 分钟，每天 1~2 次。

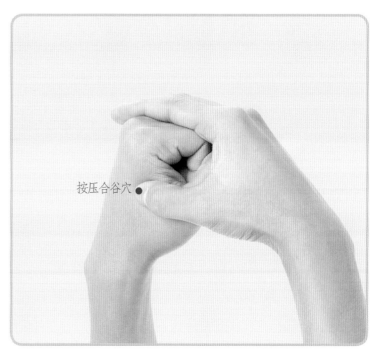

用拇指指腹重力按压合谷穴 2~3 分钟，每天 1~2 次。

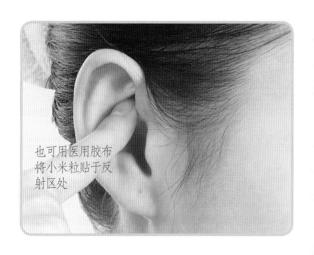

用食指指腹点按角窝上反射区、肝反射区、肾反射区各 5~8 分钟，每天 1~2 次。也可用按摩棒点按。

温馨提示

合理饮食

增加含钾膳食的摄入，如富含钾的新鲜蔬菜、水果和豆类等；减少钠盐的摄入量，控制各种调味品的使用量，如味精、鸡精、酱油等。

不可突然停药

患者服用降压药期间不可突然停药，也不可根据症状表现随意增减药物，以免引起血压波动，诱发心血管疾病。

动脉硬化

动脉硬化是动脉的一种非炎症性病变，表现为动脉管壁增厚变硬失去弹性，管腔变窄。近年来，我国动脉硬化患者人数逐渐增多，动脉硬化已成为老年人常见病之一。本病除药物治疗、手术治疗外，还可以通过按摩的方式予以改善和调理。

足部反射区

- 脾反射区
- 肾反射区
- 膀胱反射区
- 输尿管反射区

手部反射区

- 大脑反射区
- 肾上腺反射区
- 胃反射区

耳部反射区

- 神门反射区
- 皮质下反射区
- 肝反射区

用食指关节刮按
脾反射区、肾反射区各 3~5 分钟，以感觉局部发热为宜，每天 1~2 次。

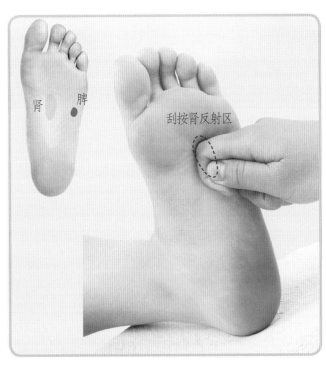

肾　脾

刮按肾反射区

用拇指指腹按压
膀胱反射区、输尿管反射区各 3~5 分钟，以感觉局部发热为宜，每天 1~2 次。

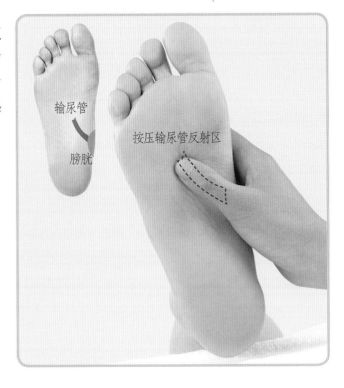

输尿管

膀胱

按压输尿管反射区

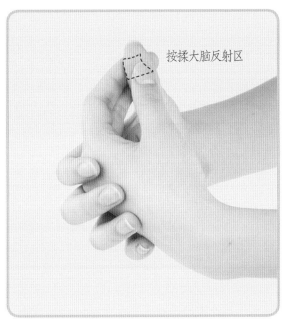

用**拇指指腹按揉**大脑反射区 2~3 分钟，每天 1~2 次。也可用发卡刺激。

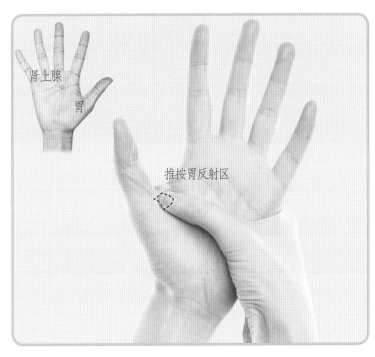

用**拇指指腹推按**肾上腺反射区、胃反射区各 3~5 分钟，每天 1~2 次。

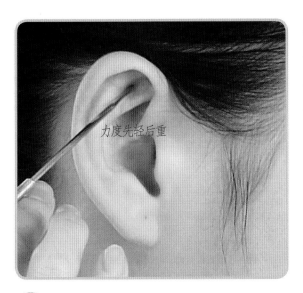

用**按摩棒点按**神门反射区、皮质下反射区、肝反射区各 5~8 分钟，力度以感觉酸胀为宜，每天 1~2 次。

温馨提示

合理饮食
患者平时宜控制膳食总热量，提倡低盐低脂饮食，减少饱和脂肪酸、胆固醇和糖类的摄入量，并增加可溶性膳食纤维的摄入量。

综合调养
患者平时宜控制体重，每天至少进行 30 分钟中等强度的锻炼，以不感到劳累为度；保持乐观的心态；戒烟限酒。

中风后遗症

中风即脑卒中，指多种原因导致的脑血管受损。其后遗症以半身不遂、麻木不仁、口眼歪斜、言语不利为主要特征。患者除进行必要的药物治疗外，还可以通过按摩的方式予以改善和调理。

足部反射区

- 肾反射区
- 输尿管反射区
- 膀胱反射区
- 肾上腺反射区
- 大脑反射区
- 垂体反射区

手部反射区及穴位

- 脾反射区
- 心反射区
- 心点
- 肾点
- 合谷穴

耳部反射区

- 神门反射区
- 内分泌反射区
- 肾反射区

用食指关节刮按
肾反射区、输尿管反射区、膀胱反射区、肾上腺反射区各5~8分钟，每天2次。

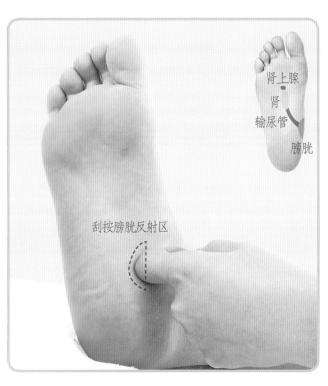

刮按膀胱反射区

肾上腺
肾
输尿管
膀胱

用拇指指腹按揉
大脑反射区、垂体反射区各3~5分钟，每天2次。

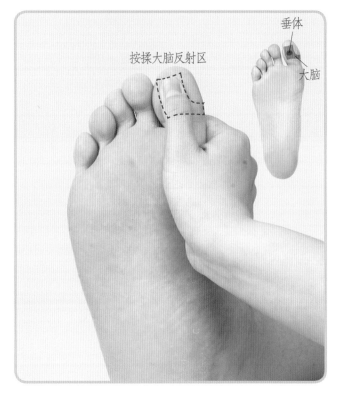

按揉大脑反射区

垂体
大脑

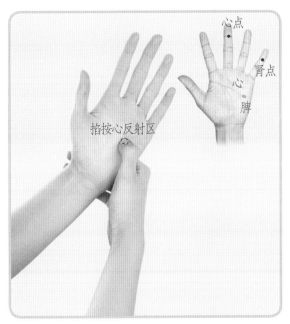

用拇指指尖掐按脾反射区、心反射区、心点、肾点各1~2分钟，每天2次。

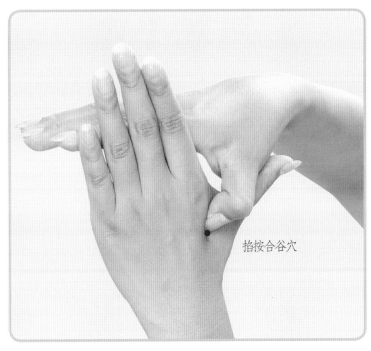

用拇指指尖垂直掐按合谷穴1~2分钟，以有酸胀感为佳，每天2次。也可以用艾条灸10~15分钟，孕妇忌灸。

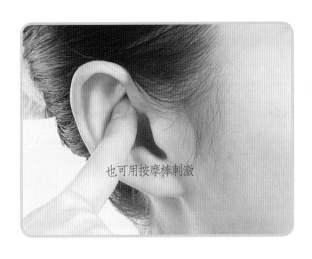

用食指点按神门反射区、内分泌反射区、肾反射区各2~3分钟，每天2次。也可用医用胶布将米粒压贴于反射区上，捏压30秒左右，并保留压贴物。

温馨提示

日常护理

对于长期卧床的患者，应定期翻身拍背；饮食忌油腻、辛辣刺激等助火生痰之品，少食多餐；保持大便通畅。

预防感染

若患者必须张口呼吸，可用生理盐水浸湿纱布覆其口上，避免咽喉干燥和呼吸道感染。

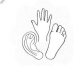

月经不调

月经不调是困扰女性的常见病，主要表现为月经提前或错后、经血量过少或过多、经色不正常，并伴有全身乏力、头晕、腰酸、怕冷喜暖等症状。患者要注意劳逸结合，还可以通过按摩的方式予以调理和改善。

足部反射区及穴位

- 生殖腺反射区
- 子宫反射区
- 下腹部反射区
- 太冲穴

手部反射区及穴位

- 子宫、阴道、尿道反射区
- 生殖腺反射区
- 肾点

耳部反射区

- 内生殖器反射区
- 内分泌反射区
- 缘中反射区
- 肾反射区

用拇指指腹推按
生殖腺反射区、子宫反射区、下腹部反射区各5~8分钟，每天2次。也可用牙签束或发夹刺激。

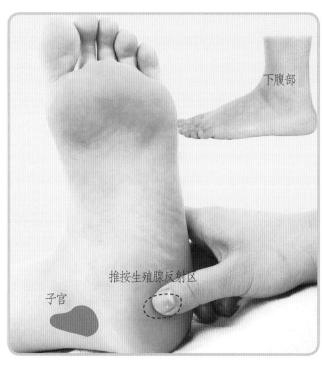

下腹部

子宫

推按生殖腺反射区

用拇指指腹按揉
太冲穴3~5分钟，动作要有节律，以局部有酸胀感为度，每天2次。

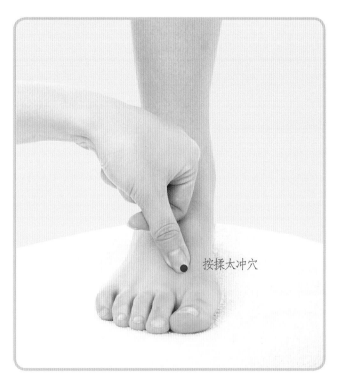

按揉太冲穴

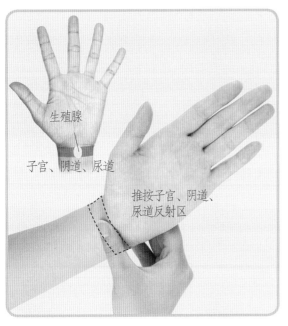

用拇指指腹推按生殖腺反射区和子宫、阴道、尿道反射区各3~5分钟。动作连续均匀，力度适中，每天2次。

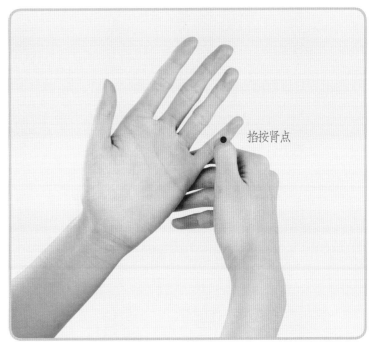

用拇指指尖掐按肾点2~3分钟，力度略大，以感觉胀痛为宜，每天2次。也可以用牙签束或发夹反复点按。

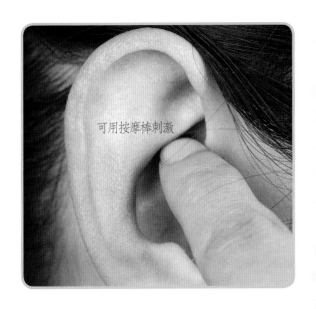

用食指指尖点按内生殖器反射区、内分泌反射区、缘中反射区、肾反射区各5~8分钟，每天2次。

温馨提示

注意保暖

经期应防寒避湿，避免淋雨，不宜游泳、喝冷饮等，尤其要防止下半身受凉；天气降温时，应及时增添衣物。

生活管理

早睡早起，不熬夜；戒烟戒酒；不可过度减肥，保持合理的体脂率；适度运动，改善生理机能；加强营养，多食瘦肉、新鲜水果和蔬菜。

痛经

痛经指女子行经前后或经期出现下腹部疼痛、坠胀，并伴有腰酸或其他不适，症状严重时会影响生活质量。无器质性病变的痛经，除通过合理饮食及休息予以调理外，还可以通过按摩的方式进行调理。按摩宜在经期前1周进行，连续按摩3个月为一疗程。

足部反射区及穴位

- 子宫反射区
- 生殖腺反射区
- 大敦穴

手部反射区及穴位

- 生殖腺反射区
- 合谷穴

耳部反射区

- 内生殖器反射区
- 内分泌反射区
- 交感反射区
- 神门反射区

用拇指指腹推按
子宫反射区、生殖腺反射区各3~5分钟，每天1~2次。也可用浴刷刺激。

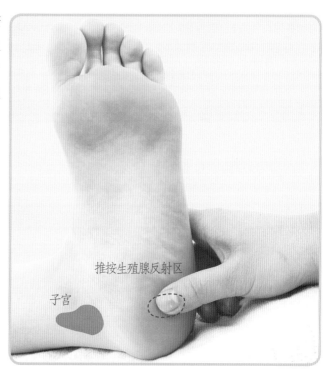

推按生殖腺反射区

子宫

用拇指指尖掐按
大敦穴3~5分钟，每天1~2次。按摩时，腕部放松，以肘部为支点，摆动前臂带动腕部和手指，将力送达掐按部位。

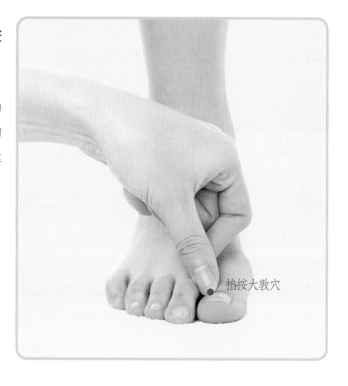

掐按大敦穴

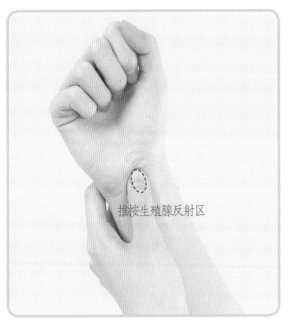

用**拇指指腹推按**生殖腺反射区 3~5 分钟，以感到胀痛为宜，每天 1~2 次。

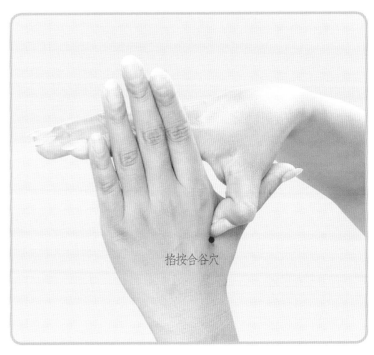

用**拇指指尖掐按**合谷穴 2~3 分钟，每天 1~2 次，可以起到很好的止痛效果。

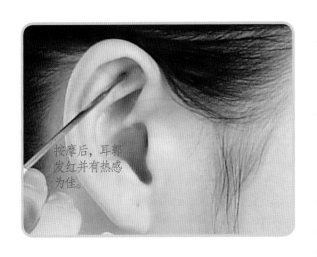

用**食指或按摩棒点按**内生殖器反射区、内分泌反射区、交感反射区、神门反射区各 5~8 分钟。力度由轻到重，以能忍受为度。

温馨提示

心理护理

青春期少女因缺乏对月经的了解，易产生焦虑恐惧心理而致疼痛加重。因此，需要加强青春期心理疏导，并及时了解女性生理卫生知识，以消除精神负担。

生活管理

经期前及行经期应注意保暖，不可用冷水洗浴；尽量不要食用辣椒、甜品、海鲜等食物；平时应适当锻炼，增强体质。

性欲减退

性欲减退表现为性欲望、性爱好及有关的性思考或性幻想缺乏。中医认为，性欲减退与患者肾气虚弱、肾精不足等有关。患者除通过心理治疗、药物治疗外，还可通过按摩的方式予以调理和改善。

足部反射区及穴位

- 前列腺或子宫反射区
- 生殖腺反射区
- 垂体反射区
- 大脑反射区
- 至阴穴
- 隐白穴

手部反射区

- 生殖腺反射区
- 大脑反射区
- 肾反射区

耳部反射区

- 内生殖器反射区
- 内分泌反射区
- 肾上腺反射区
- 肝反射区
- 肾反射区

用拇指指腹推按前列腺或子宫反射区、生殖腺反射区、大脑反射区、垂体反射区各 5~8 分钟，每天 2 次。

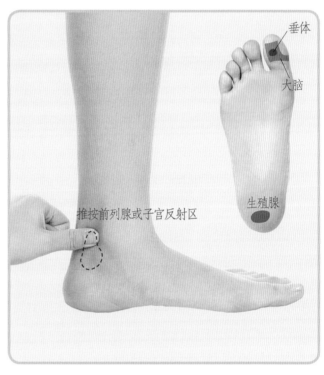

推按前列腺或子宫反射区

垂体

大脑

生殖腺

用发夹点刺或拇指指尖掐按隐白穴、至阴穴各 3~5 分钟，每天 2 次。

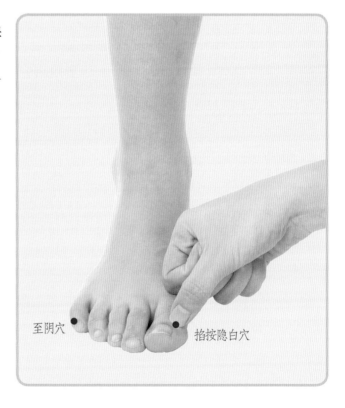

至阴穴

掐按隐白穴

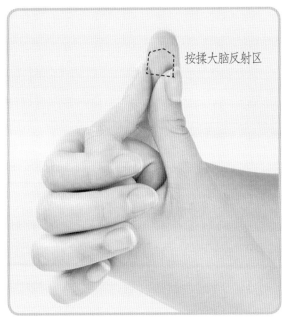

用拇指与食指指腹按揉大脑反射区
2~3分钟，每天2次。

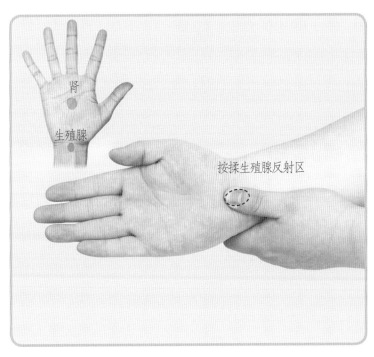

用拇指指腹按揉生殖腺反射区、肾反射区各
3~5分钟，每天2次。

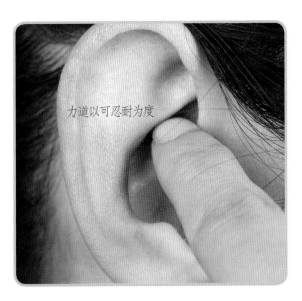

用食指点按耳部内生殖器反射区、内
分泌反射区、肾上腺反射区、肝反射区、
肾反射区各5~8分钟。

温馨提示

情绪管理

患者宜多吃富含优质蛋白、多种维
生素和锌的食物；戒烟、戒酒；早睡早起，规
律作息，不熬夜；积极释放压力，舒缓情绪，
保持良好的心态。

性生活适度

长期无性生活或很少获得快感和满足者会性欲
减退，过于频繁的性生活也会导致性欲减退，
因此患者平时宜注意性生活的频率。

阳痿

阳痿是最常见的男性性功能障碍，表现为阴茎不能持续勃起以完成满意的性生活，且病程在 3 个月以上。除器质性病变患者外，很多患者实为精神因素影响所致。阳痿患者除接受必要的心理治疗、药物治疗外，还可以通过按摩的方式予以调理和改善。

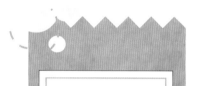

足部反射区及穴位

- 前列腺反射区
- 垂体反射区
- 涌泉穴
- 太溪穴

手部反射区及穴位

- 生殖腺反射区
- 肾反射区
- 命门点
- 肾点

耳部反射区

- 内生殖器反射区
- 外生殖器反射区

用拇指指腹按揉前列腺反射区 2~3 分钟，每天 2 次。

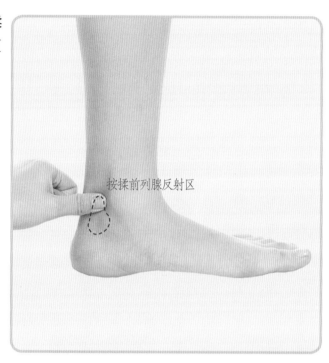

按揉前列腺反射区

用拇指指腹按揉垂体反射区 2~3 分钟，每天 2 次。

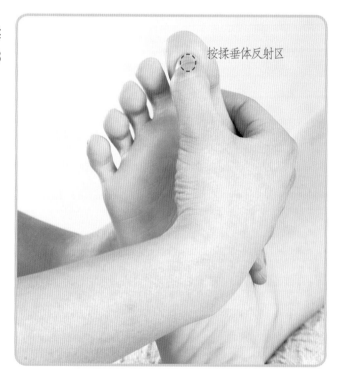

按揉垂体反射区

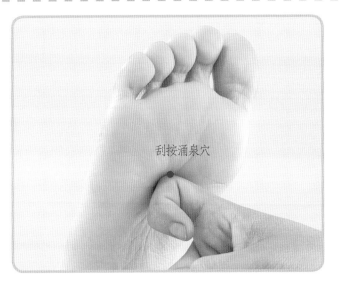

用食指关节刮按涌泉穴 2~3 分钟，每天 2 次。

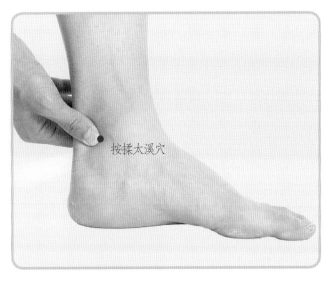

用拇指指腹按揉太溪穴 2~3 分钟，每天 2 次。

用拇指指腹按揉生殖
腺反射区、肾反射区
各 3~5 分钟，每天 2 次。

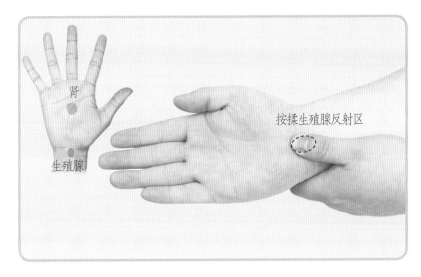

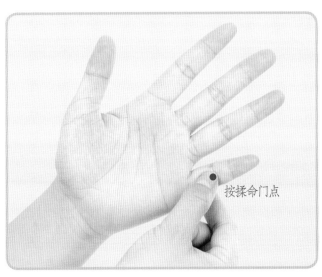

用拇指指腹按揉命门点 2~3 分钟，每天 2 次。

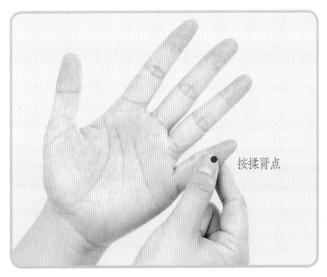

用拇指指腹按揉肾点 2~3 分钟，每天 2 次。

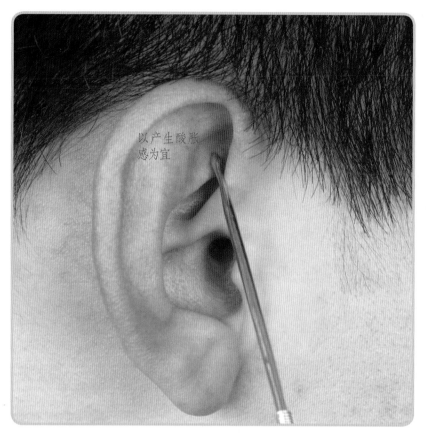

以产生酸胀
感为宜

用按摩棒点按内生殖器反射区、外生殖器反射区各 2~3 分钟，力道以可忍耐为度，每天 2 次。也可用医用胶布将小米粒压贴于反射区压揉 30 秒，保留压贴物。

温馨提示

生活管理

加强营养，饮食结构均衡全面，不吃寒凉的食物；戒烟、戒酒；节制性生活，戒绝手淫；治愈后也不能纵欲，否则易复患阳痿。

调适精神和情绪

中医认为，非器质性阳痿多由肾虚引发，因此患者平时应保证充足的睡眠，避免熬夜和劳累；对于心理因素引发的阳痿，患者平时应保持心情舒畅，不要给自己太大压力。